Sonderheft 1 zu Band 13,
Januar 1997

Chirurgische Gastroenterologie

mit interdisziplinären Gesprächen

J. Hauss, J. Mössner
H. Witzigmann, Leipzig (Hrsg.)

Diagnostik und Therapie des Pankreaskarzinoms

Mit freundlicher Unterstützung der Falk Foundation e.V.,
Freiburg i. Br. (Deutschland)

KARGER

Chirurgische Gastroenterologie
mit interdisziplinären Gesprächen

Sonderheft 1 zu Band 13, Januar 1997

Bibliographischer Hinweis:

Die Zeitschrift ist in der Excerpta-Medica-Datenbank EMBASE indexiert.

S. Karger · Medical and Scientific Publishers · Basel · Freiburg · Paris · London · New York · New Delhi · Bangkok · Singapore · Tokyo · Sydney

Die Zeitschrift erscheint dreimonatlich; pro Jahr erscheint 1 Band zu je 4 Heften. Bezugspreis für Jahrgang 12, 1996: DEM 195,– / SFr 153,– einschließlich MwSt., zuzüglich Postgebühren. Der Abonnementpreis ist im voraus zahlbar. Das Abonnement der Zeitschrift läuft weiter, wenn es nicht spätestens 4 Wochen vor Abschluß eines Bandes abbestellt wird.

Abonnementbestellungen können bei jeder Buchhandlung oder direkt beim Verlag aufgegeben werden:

Bundesrepublik Deutschland:
S. Karger GmbH,
Lörracher Str. 16a,
D-79115 Freiburg,
Telefon (0761) 452070,
Fax (0761) 4520714,
Postgiro München
614 40-808

Übrige Länder:
S. Karger AG,
Allschwilerstr. 10,
Postfach,
CH-4009 Basel,
Tel. (061) 3061111,
Fax (061) 3061234
E-Mail Karger@Karger.ch

Anzeigen: S. Karger
Verlag für Medizin und Naturwissenschaften GmbH,
Lörracher Str. 16a, D-79115 Freiburg, Tel. (0761) 452070.
Gültig ist die Preisliste Nr. 6 vom 1. Januar 1996.

Sonderheft 1 zu Band 13,
Januar 1997.
ISBN 3-8055-6461-9.
Ladenpreis des Sonderheftes:
DEM 55,– inkl. MwSt.
Abonnenten erhalten es unberechnet
im Rahmen des Abonnements.

Verlagsleitung und presserechtlich verantwortlich:
Sibylle Hopf
Redaktionsassistenz: Dr. Hannelore Tenckhoff
Anzeigenverwaltung: Christiane Opitz
Produktionsleitung: Georg Brunner

Herstellung:
CW Niemeyer GmbH & Co KG
Osterstraße 15–19, D-31785 Hameln

KARGER

© 1997 S. Karger GmbH, Freiburg
Fax (0761) 4520714
http://www.karger.ch

Chirurgische Gastroenterologie
mit interdisziplinären Gesprächen

Inhalt · Contents

Band 13, Sonderheft 1, Januar 1997 Vol.13, Special Issue 1, January 1997

Inhalt

Contents

KARGER

Fax (0761) 4520714
http://www.karger.ch/journals/cga/cgades.htm

KARGER

Fax (0761) 4520714
http://www.kager.ch/journals/cga/cgades.htm

Chir Gastroenterol 1997;13(suppl 1):VI

E D I T O R I A L

J. Hauss, J. Mössner, H. Witzigmann, Leipzig

Das Pankreaskarzinom hat mit einer mittleren Überlebenszeit von 5 Monaten eine der schlechtesten Prognosen aller malignen Neoplasien des Menschen. Die Inzidenz ist in den westlichen industrialisierten Ländern signifikant angestiegen, offensichtlich infolge einer Verlängerung der mittleren Lebenserwartung und einer Verbesserung der diagnostischen Möglichkeiten. Derzeit sterben etwa 10 von 100000 Menschen an den Folgen eines Pankreaskarzinoms. Es ist somit die vierthäufigste Todesursache durch maligne Neubildungen.

Etwa 20% der Pankreaskarzinome sind zum Zeitpunkt der Diagnose resektabel. Die 5-Jahres-Überlebensrate bei Patienten mit resektablen Tumoren liegt bei 15–20% und bei allen Pankreaskarzinompatienten unter 1%. Gründe für die schlechte Prognose sind die Lage im Retroperitoneum mit eingeschränkten Resektionsgrenzen, die späte Symptomatik und Diagnose und das aggressive Tumorwachstum. Neuere Daten deuten darauf hin, daß molekulare Störungen in den Pankreaskarzinomzellen eine wesentliche Ursache für ihre klinische Aggressivität darstellen.

Eine Verbesserung der schlechten Prognose ist in erster Linie von einer Diagnose im Frühstadium zu erwarten. Deshalb liegt die Herausforderung an die präoperative Diagnostik in der Früherkennung kleinerer Tumoren und in der Differenzierung zwischen Malignom und lokaler Entzündung.

Die operative Entfernung des Pankreaskarzinoms ist immer noch der einzige kurative Therapieansatz. Die Wertigkeit einer erweiterten Lymphknoten- und Bindegewebsdissektion muß noch in prospektiven Studien geprüft werden. Die adjuvante Radiochemotherapie führt offenbar zu einer signifikanten Verlängerung der medianen Überlebenszeit. Von präoperativen Therapieverfahren, welche derzeit in Studien geprüft werden, ist ebenfalls eine effektive Prognoseverbesserung zu erwarten. Die Intention dieses Supplements ist es, den heutigen Stand der interdisziplinären Diagnostik und Therapie des Pankreaskarzinoms unter besonderer Berücksichtigung der Perspektiven zu präsentieren. Die Beiträge basieren auf Vorträgen, die anläßlich eines Symposiums am 6. September 1996 an der Universität Leipzig gehalten wurden.

KARGER

Fax (07 61) 4 52 07 14
http://www.karger.ch

Dr. H. Witzigmann
Chirurgische Klinik und Poliklinik II
Zentrum Chirurgie
Universitätsklinikum Leipzig
Liebigstraße 27
D-04103 Leipzig

Chirurgische Gastroenterologie
mit interdisziplinären Gesprächen

Chir Gastroenterol 1997;13(suppl 1):1–4

Ch. Wittekind

Institut für Pathologie, Universität Leipzig

Klassifikationen des exokrinen Pankreaskarzinoms

Schlüsselwörter
Exokrine Pankreaskarzinome: TNM-Klassifikation, Typisierung, Grading, R-Klassifikation

Zusammenfassung
Die Klassifikation der exokrinen Pankreaskarzinome, von denen die duktalen Adenokarzinome etwa 85% ausmachen, basiert auf vier Säulen. Die histopathologische Einteilung der exokrinen Pankreaskarzinome soll nach der WHO-Klassifikation von 1996 erfolgen. Weitere Klassifikationen sind das Grading, die Beschreibung der anatomischen Ausbreitung der Tumoren mit der UICC-TNM-Klassifikation und die R-Klassifikation. Diese vier Klassifikationen müssen vom Pathologen bei der Untersuchung von Tumorresektaten unbedingt sorgfältig bestimmt und im Befund mitgeteilt werden. Neben der R-Klassifikation ist die TNM-Klassifikation der wichtigste Prognosefaktor.

Key Words
Exocrine pancreatic carcinoma: TNM classification, R classification, typing, grading

Summary
The classification of exocrine pancreatic carcinoma, in about 85% of the cases ductal adenocarcinoma, is based on four main pillars. Histopathological typing is performed according to the WHO classification of 1996. Further classifications are the grading, the UICC TNM classification (1992) for describing the anatomical extent of the tumors and the UICC R classification. Parameters essential for these classifications have to be examined very thoroughly on resection specimens and have to be documented, preferably in standardized forms. R classification and TNM classification are the most important prognostic parameters.

Einleitung

Exokrine Karzinome des Pankreas machen etwa 95% aller malignen Tumoren dieses Organs aus. Das exokrine Pankreaskarzinom steht in den Industrieländern nach der Häufigkeit seines Auftretens an 9. und in den Entwicklungsländern an 14. Stelle. Man rechnet mit 28 000 neuen Fällen jährlich in den USA und 30000 in Europa [1]. Es ist nicht klar, ob der in den letzten Jahren beobachtete Anstieg der Erkrankungsfälle auf eine tatsächliche Zunahme der Inzidenz zurückgeht oder durch genauere klinische Untersuchungsverfahren erklärt werden muß. Männer sind häufiger betroffen. Der Erkrankungsgipfel liegt zwischen dem 60. und 80. Lebensjahr. Die Mortalität entspricht fast der Inzidenz, was auf die extrem schlechte Prognose der betroffenen Patienten hinweist. Die mediane Überlebenszeit für alle diagnostizierten Patienten liegt zwischen 4 und 7 Monaten, die 5-Jahres-Überlebensrate wird mit 1–3% angegeben [2].

Um Daten zur Epidemiologie, besonders aber zur Therapie von exokrinen Pankreaskarzinomen in verschiedenen Institutionen vergleichen zu können, ist der Gebrauch weltweit einheitlich angewendeter Klassifikationen notwendig. Die wesentlichen Klassifikationen sollen im folgenden dargestellt werden.

Methoden der Klassifikation

Die vier Grundpfeiler der Klassifikation eines malignen Tumors sind die histologische Typisierung, das Grading, die Stadieneinteilung (staging) und die Residualtumor(R)-Klassifikation. Die 4 Klassifikationen müssen vom Pathologen bei der Untersuchung

Prof.Dr. Christian Wittekind
Institut für Pathologie
Universität Leipzig
Liebigstraße 26
D-04103 Leipzig

von Tumorresektaten unbedingt sorgfältig bestimmt und im Befund mitgeteilt werden.

Histologische Typisierung

Die histopathologische Typisierung der exokrinen Pankreaskarzinome soll nach einer international anerkannten und weltweit verwendeten Klassifikation erfolgen, und zwar nach der 1996 erschienenen WHO-Klassifikation: Histological Typing of Tumours of the Exocrine Pancreas [1]. In dieser Klassifikation werden etwa 13 verschiedene Untertypen der exokrinen Karzinome unterschieden (Tab. 1). Die duktalen Adenokarzinome machen etwa 85% der malignen exokrinen Tumoren aus, mit ihren muzinösen Varianten ungefähr 93%. Alle anderen histologischen Typen, wie z.B. das Azinuszellkarzinom (1%) oder das Pankreatoblastom (<1%), sind sehr selten [1].

Mit immunhistologischen Methoden (Antikörper gegen verschiedene Zytokeratine, CEA, Trypsin, NSE, Chromogranin) kann die Differentialdiagnose zwischen verschiedenen Subtypen erleichtert werden, z.B. duktale Adenokarzinome versus Azinuszellkarzinome versus maligne neuroendokrine Tumoren (Tab. 2). Eine immunhistologische Untersuchung ist aber in weniger als 5% aller Primärtumoren notwendig. Häufiger – in etwa 20% der Fälle – wird die Immunhistologie bei der Differentialdiagnose von Lebermetastasen maligner Pankreastumoren eingesetzt werden müssen.

Aus klinischer Sicht ist es sehr wichtig, intraduktale (papillär-muzinöse) Karzinome, muzinöse Zystadenokarzinome, Pankreatoblastome und solid-pseudopapilläre Karzinome von allen anderen Karzinomtypen abzugrenzen, da die betroffenen Patienten eine bessere Prognose haben [3].

Grading

Der Nutzen eines Gradings bei exokrinen Pankreaskarzinomen und besonders beim duktalen Adenokarzinom ist umstritten. Das ist zum Teil durch Subjektivität und die schlechte Reproduzierbarkeit einzelner Gradingsysteme zu erklären. Deswegen werden semiquantitative Systeme wie das von Klöppel et al. [4] empfohlen. Unumstritten ist, daß die Untersuchung von histologischen Schnitten aus verschiedenen Arealen eines Karzinoms für eine genaue Einschätzung des histologischen Differenzierungsgrades notwendig ist (Tab. 3).

Muzinöse Adenokarzinome und muzinöse nichtzystische Karzinome werden als niedrigmaligne (low grade), Siegelringzellkarzinome als Grad 3 (G3) und undifferenzierte (anaplastische) Karzinome als G4 eingestuft [5].

Stadieneinteilung

Die anatomische Ausbreitung der exokrinen Pankreaskarzinome wird mit der TNM-Klassifikation der UICC erfaßt [5] (Tab. 4).

Tab. 1. Histologische Typisierung der Karzinome des exokrinen Pankreas [aus 1]

Histologischer Typ	ICD-O-Code-Nummer*
Duktales Adenokarzinom	8500/3
Muzinöses nichtzystisches Karzinom	8489/3
Siegelringzellkarzinom	8490/3
Adenosquamöses Karzinom	8560/3
Undifferenziertes (anaplastisches) Karzinom	8021/3
Gemischt duktal-endokrines Karzinom	8154/3
Osteoklastenähnlicher Riesenzelltumor	8030/3
Seröses Zystadenokarzinom	8441/3
Muzinöses Zystadenokarzinom	8470/3
Intraduktales papilläres muzinöses Karzinom	8503/3
Azinuszellkarzinom	8550/3
Azinuszell-Zystadenokarzinom	
Gemischt azinuszelliges endokrines Karzinom	
Pankreatoblastom	8971/3
Solid-pseudopapilläres Karzinom	8452/3
Gemischte Karzinome	

* Morphologiecode der International Classification of Diseases for Oncology (ICD-O) and the Systematized Nomenclature of Medizine (SNOMED).

Tab. 2. Differentialimmunhistologie zur Diagnose epithelialer Pankreastumoren

Tumortyp	Antikörper gegen CK 8, 18	CK7, 19	CEA	Tryp	NSE	Syn	CG	AAT
Duktales Adenokarzinom	+	+	+	–	–	–	–	–
Muzinöses Zystadenokarzinom	+	+	+	–	–	–	–	–
Azinuszellkarzinom	+	+/–	–	–	–	–	–	–
Pankreatoblastom	+	+	–	–	–	–	–	–
Solid-pseudopapilläres Karzinom	–	–	–	–	+	–	–	+
Neuroendokrine Karzinome	+	+	–	–	+	+	+	–

CK = Cytokeratin; CEA = karzinoembryonales Antigen; Tryp = Trypsin; NSE = neuronenspezifische Enolase; Syn = Synaptophysin; CG = Chromogranin; AAT = Alpha-1-Antitrypsin.

Tab. 3. Grading der duktalen Adenokarzinome des Pankreas [nach 6]

Grad	Glanduläre Differenzierung	Schleimbildung	Mitosen pro 10 HPF	Nukleäre Atypien
1	Gut differenzierte gangähnliche Drüsen	deutlich	< 5	geringe Polymorphie
2	Mäßig differenzierte gangähnliche und tubuläre Drüsen	unregelmäßig	6 – 10	mäßiggradige Polymorphie
3	schlecht differenzierte Drüsen, mukoepidermoide und pleomorphe Strukturen	abortiv	> 10	deutliche Polymorphie und Kernvergrößerungen
4	keine glanduläre oder sonstige Differenzierung			

HPF = High power field.

Tab. 4. UICC TNM-Klassifikation exokriner Pankreaskarzinome [5]

Klinische TNM-Klassifikation
T-Klassifikation
T1 Tumor begrenzt auf Pankreas
T1a Tumor 2 cm oder weniger in größter Ausdehnung
T1b Tumor mehr als 2 cm in größter Ausdehnung
T2 Tumor breitet sich direkt in Duodenum, Ductus choledochus und/oder peripankreatisches Gewebe aus
T3 Tumor breitet sich direkt in Magen, Milz, Kolon und/oder benachbarte große Gefäße aus

N-Klassifikation
N0 Keine regionären Lymphknotenmetastasen
N1 Regionäre Lymphknotenmetastasen

M-Klassifikation
M0 Keine Fernmetastasen
M1 Fernmetastasen

Pathologische TNM-Klassifikation
Die pT-, pN- und pM-Kategorien entsprechen den T-, N- und M-Kategorien

Anmerkung: Regionäre Lymphknoten sind die peripankreatischen Lymphknoten, die wie folgt unterteilt werden können: Lymphknoten oberhalb und unterhalb von Kopf und Körper (superior und inferior), vordere pankreatikoduodenale, pylorische (nur bei Kopftumoren) und proximale mesenteriale Lymphknoten, hintere pankreatikoduodenale Lymphknoten, Lymphknoten am Ductus choledochus und proximale mesenteriale Lymphknoten, Lymphknoten am Hilus der Milz und um den Pankreasschwanz (nur bei Tumoren des Körpers und Schwanzes), zöliakale Lymphknoten nur bei Kopftumoren.

Diese Klassifikation enthält jedoch einige Definitionen, die nicht exakt genug formuliert sind. Damit besteht die Gefahr einer uneinheitlichen Anwendung. Deswegen wurden 1993 von Hermanek et al. [6] zusätzliche Erklärungen (explanatory notes) abgegeben (Tab. 5). In die T-Klassifikation des Primärtumors geht neben der Größe (≤ 2cm, > 2cm) die Ausdehnung über das Pankreas hinaus ein, gegebenenfalls mit Befall von Nachbarorganen oder -strukturen. Gemeinsam mit der N- und M-Klassifikation wird eine Stadiengruppierung vorgenommen, bei der nur pT1/pT2N0M0-Karzinome dem Stadium I zugeordnet werden. Die Stadiengruppierung ist wie folgt definiert:

Stadium I	T1, T2	N0	M0
Stadium II	T3	N0	M0
Stadium III	jedes T	N1	M0
Stadium IV	jedes T	jedes N	M1.

Residualtumor(R)-Klassifikation
TNM und pTNM beschreiben die anatomische Ausbreitung eines Karzinoms ohne Berücksichtigung der Therapie. Sie werden ergänzt durch die R-Klassifikation, die den Tumorstatus nach Therapie beschreibt [5]. Sie reflektiert die Effekte der Therapie, beeinflußt weitere therapeutische Maßnahmen und ist der wichtigste Parameter zur Abschätzung der Prognose. Die Kategorien der R-Klassifikation sind:

R0 = kein Residualtumor
R1 = mikroskopischer Residualtumor
R2 = makroskopischer Residualtumor.

Tab. 5. Explanatory Notes für die TNM-Klassifikation der exokrinen Pankreaskarzinome [6]

T2 *Peripankreatisches Gewebe*
Schließt das umgebende retroperitoneale Fett ein (retroperitoneales Weichgewebe oder retroperitonealer Raum), eingeschlossen das Mesenterium (mesenteriales Fett),
Mesokolon, großes und kleines Netz und Peritoneum
Direkte Invasion in Ductus choledochus und Duodenum schließt die Infiltration in die Vatersche Ampulle ein

T3 *Benachbarte große Gefäße*
Portalvene, die Arteria coeliaca, die Arteria mesenterica superior und die Arteria hepatica propria sowie korrespondierende Venen (nicht Milzgefäße !)

M1 *Positive Zytologie einer Peritonealspülung*
Gewonnen während einer Staging-Laparoskopie oder sofort nach Eröffnung der Bauchhöhle (Anfang der Laparotomie), entspricht M1

Ergebnisse

Die Relevanz dieser Klassifikationen läßt sich durch Daten aus der Literatur und die des Erlanger Tumorzentrums beweisen. Demnach betrugen 5-Jahres-Überlebensraten bei R0-resezierten Patienten in Erlangen 11±8% (mit 95%-Vertrauensintervall) und für R1,2-resezierte Patienten 0%.
Eine gewisse Inhomogenität ergibt sich im Stadium I der UICC-Stadiengruppierung. Patienten mit pT1N0M0-Karzinomen hatten in Erlangen eine 5-Jahres-Überlebenszeit von 80%, japanische Autoren gaben für pT1aN0Mo 71% und für pT1bN0M0 60% 5-Jahres-Überlebensraten an. Patienten mit pT2N0M0-Karzinomen hatten am Erlanger Tumorzentrum eine 5-Jahres-Überlebensrate von 8%.

Diskussion

Die Relevanz der dargestellten 4 Klassifikationen ist in zahlreichen Arbeiten belegt worden (Übersicht bei Yamamoto et al. [2]). Problematisch ist allerdings die Inhomogenität des Stadiums I. Deswegen ist in der neuen Auflage der UICC-TNM-Klassifikation hier eine Änderung vorgesehen. Das Stadium I wird dann Tumoren vorbehalten bleiben, die 2 cm oder kleiner und auf das Pankreas beschränkt sind, also Tumoren, die heute als pT1aN0M0 klassifiziert werden.
Darüber hinaus gibt es sicherlich eine Reihe von weiteren Faktoren, die für die Prognose eine Rolle spielen. In diesem Zusammenhang noch schwer abzuschätzen sind die molekularbiologischen Veränderungen, die bei exokrinen Pankreaskarzinomen in den letzten Jahren beschrieben worden sind. In über 75% aller duktalen Adenokarzinome fand man Mutationen am Kodon 12 des Kiras-Onkogens, bei mehr als 60% eine Inaktivierung des Tumorsuppressorgens p53 [7, 8]. Molekularbiologische Erkenntnisse spielen in den heute relevanten Klassifikationen noch keine Rolle. Langfristig muß es das Ziel sein, diese bisher definierten anatomischen Faktoren zusammen mit weiteren tumor-, therapie- und patientenabhängigen Prognoseparametern in sogenannte prognostische Gruppen (prognostic grouping) einzuordnen.

Literatur

1 Klöppel G, Solcia E, Longnecker DS, Capella C, Sobin LH (eds): WHO: International histological classification of tumours: Histological typing of tumours of the exocrine pancreas. Berlin, Springer, 1996.

2 Yamamoto M, Saitoh Y, Hermanek P: Exocrine pancreatic carcinoma; in Hermanek P, Gospodarowicz MK, Henson DE, Hutter RVP, Sobin LH (eds): Prognostic factors in cancer. Berlin, Springer,1995.

3 Hermanek P, Wittekind Ch: The pathologist and the residual tumor classification. Path Res Pract 1994; 190:115–123.

4 Klöppel G, Lindenthal G, von Bülow M, Kern HF: Histological and fine structural features of pancreatic ductal adenocarcinomas in relation to growth and prognosis. Histopathology 1985;9:841–856.

5 Hermanek P, Sobin LH (eds): UICC: TNM classification of malignant tumours; 4th ed,2nd revision. Berlin, Springer, 1992.

6 Hermanek P, Henson DE, Hutter RVP, Sobin LH (eds): UICC: TNM supplement 1993. A commentary on uniform use. Berlin, Springer, 1993.

7 Lemoine NR: Growth factors; in Pederzoli P (ed). Facing the pancreatic dilemma. Berlin, Springer, 1994, pp 245–251.

8 Kalthoff H, Schmiegel W, Roeder C, Kasche D, Schmidt A, Lauer G, Thiele HG, Honold G, Pantel K, Riethmüller G, Scherer E, Maurer J, Maacke H, Deppert W: p53 and Ki-ras alterations in pancreatic epithelial cell lesions. Oncogene 1993;8:289–298.

Chirurgische Gastroenterologie
mit interdisziplinären Gesprächen

Chir Gastroenterol 1997;13(suppl 1):6–8

J. Mössner

Medizinische Klinik und Poliklinik II,
Zentrum für Innere Medizin,
Universität Leipzig

Diagnostik des Pankreaskarzinoms mittels Endoskopie und Endosonographie

Schlüsselwörter
Pankreaskarzinom · Endosonographie · Endoskopische retrograde Cholangiopankreatographie

Zusammenfassung
Trotz verbesserter bildgebender diagnostischer Methoden hat sich die Prognose des Pankreaskarzinoms nicht verbessert. Dies ist einerseits in der fehlenden Frühsymptomatik des Tumors, andererseits in seiner Aggressivität und hohen Metastasierungstendenz begründet. Die bildgebenden Verfahren ermöglichen aber in den meisten Fällen eine präoperative Diagnosestellung und ein zufriedenstellendes präoperatives Staging. Unnötige Probelaparotomien lassen sich in der Regel vermeiden, da sich die Frage der Resektabilität in mehr als 80% präoperativ beantworten läßt. Transabdominelle Sonographie und kontrastmittelverstärkte dynamische Computertomographie sind obligate diagnostische Verfahren. Die endoskopische retrograde Cholangiopankreatikographie (ERCP) hat nicht nur aufgrund der Möglichkeit der transpapillären Biopsie oder Gangbürstenzytologie ihre diagnostische Bedeutung behalten. Ein wichtiger weiterer Stellenwert der ERCP liegt aber in der Möglichkeit der Palliativtherapie, das heißt Beseitigung einer Cholestase durch Gallengang-Stentimplantation. Die Endosonographe ist als sensitivstes Verfahren zum Nachweis kleiner Tumoren und als bestes Verfahren zum präoperativen T-Staging eine wesentliche Bereicherung. Molekularbiologische Methoden, z.B. Nachweis von Ki-ras-Mutationen in abgeschilferten Zellen des Pankreassekrets, werden die oft schwierige Differentialdiagnose chronische Pankreatitis versus Pankreaskarzinom erleichtern.

Key Words
Pancreatic cancer · Endosonography · Endoscopic retrograde cholangiopancreatography

Summary
Depite improved imaging procedures for diagnosis, there is no improvement in prognosis of pancreatic carcinoma.This may be explained by the lack of early symptoms and the aggressiveness of the tumor with its tendency of early metastasis. However, in most cases imaging procedures enable an exact preoperative diagnosis and a reliable preoperative staging. Unnecessary laparotomies are avoided since resectability can be correctly predicted in more than 80%. Transabdominal sonography and computed tomography are mandatory in almost all cases. Endoscopic retrograde cholangiopancreatography (ERCP) has not lost its importance due to the possibilities of transpapillary biopsy or brush cytology. A major role for ERCP is palliative therapy of cholestasis by stenting of malignant bile duct stenosis. At present, endosonography can be regarded as most sensitive procedure to detect small pancreatic tumors and as a very reliable method for preoperative T staging. Detection of mutations of the Ki-ras gene in shedded cells of pancreatic secretions may improve the still difficult differential diagnosis chronic pancreatitis versus pancreatic carcinoma.

Einleitung

Zahlreiche unterschiedliche bildgebende Verfahren stehen zur Beurteilung morphologischer Veränderungen des Pankreas zur Verfügung (Tab. 1). Da bis auf papillennahe Tumoren, die frühzeitig zum Ikterus führen, das Pankreaskarzinom keine Frühsymptome zeigt, wird trotz hochentwickelter bildgebender Verfahren die Diagnose in der Regel zu spät gestellt. Aber auch in den Fällen einer R0-Resektion des Tumors sind das frühe postoperative Lokalrezidiv und/oder die Fernmetastasierung die Regel. Ein tumorfreies Überleben von mehr als 2 Jahren bleibt daher die Ausnahme. Die Sensitivität und Spezifität der bildgeben-

KARGER

Prof. Dr. Joachim Mössner
Medizinische Klinik und Poliklink II
Zentrum für Innere Medizin
Universität Leipzig
Philipp-Rosenthal-Straße 27
D-04103 Leipzig

den Verfahren ist abhängig vom Stadium des Tumors und von der Erfahrung des Untersuchers. Ist die Erkrankung bereits fortgeschritten, wird man in der Primärdiagnostik mit wenigen oder gar einer einzigen nichtinvasiven Methode zum Ziel kommen. Ergeben sich differentialdiagnostische Probleme, beispielsweise atypisches Krankheitsbild oder methodenbedingte Schwierigkeiten wie Ultraschalleitungsprobleme bei Meteorismus, wird der Einsatz weiterer Verfahren erforderlich.

Die vorliegende Übersicht befaßt sich nur mit dem diagnostischen Stellenwert der endoskopischen Verfahren und der Endosonographie. Bezüglich des Stellenwertes *der laborchemischen Diagnostik, der Sonographie, Computertomographie, Kernspintomographie* und nuklearmedizinischer Methoden wie *Positronen-Emissions-Tomographie* wird auf die weiteren Beiträge in diesem Heft beziehungsweise frühere Übersichten verwiesen.

Ösophagogastroduodenoskopie

Die Ösophagogastroduodenoskopie steht mit am Anfang der Diagnostik. Sie läßt eine Tumorinfiltration mit oder ohne Stenosierung des Duodenums erkennen. Bei Einbruch des Pankreaskarzinoms in das Duodenum besteht in der Regel Inoperabilität.

Endoskopische retrograde Cholangiopankreatikographie (ERCP)

In den meisten Studien, insbesondere der 70er und 80er Jahre, als Computertomographie und Sonographie noch nicht den derzeitigen technischen Standard hatten, ist die ERCP bezüglich Sensitivität und Spezifität anderen bildgebenden Verfahren deutlich überlegen. [1]. Auch bei der Differentialdiagnose benigne oder maligne zystische Läsion kann die ERCP aufgrund nachzuweisender fokaler Gangveränderungen, wie unregelmäßige Gangverengungen oder Abbrüche, diagnostisch hilfreich sein [2]. So liegt die Sensitivität und Spezifität der ERCP in einer prospektiven Studie über 6 Jahre an 117 Patienten mit Pankreaskarzinom bei 80,3 versus 63,6% bei der Computertomographie und 54% bei der Sonographie [1].

Endosonographie

Sie dürfte derzeit die sensitivste Methode zum Nachweis von Pankreastumoren mit Durchmesser unter 2 cm sein [3–6]. Bei 40 Patienten mit unterschiedlichen Pankreastumoren (Karzinom, Inselzelltumor, entzündlicher Pseudotumor), deren Dignität operativ/histologisch gesichert werden konnte, ließen sich endosonographisch gewisse Unterschiede herausarbeiten [7]. Diese Methode ist aber leider in der schwierigen Differentialdiagnose entzündlicher Pankreaskopftumor auf dem Boden einer chronischen Pankreatitis versus Karzinom oft auch nicht definitiv. So wurden in einer kleineren Studie mit 25 Patienten 9 von 10 Pankreaskarzinomen richtig erkannt mit einer falsch-negativen und zwei falsch-positiven Diagnosen; die Autoren fanden aber keine spezifischen Ultraschallkriterien für Karzinom oder chronische Pankreatitis [8]. Bei 140 Patienten mit Verdacht auf Pankreastumor wurden Endosonographie mit konventioneller Sonographie, Computertomographie und ERCP verglichen. Die endgültige Diagnose wurde mittels Operation bei 63, Feinnadelpunktion bei 35, Autopsie bei 4 oder klinischer Verlaufskontrolle bei 38 Patienten gestellt. Die Endosonographie zeigte die höchste Sensitivität und Spezifität (99/100%) im Vergleich zur transabdominellen Sonographie (71/39%), Computertomographie (82/46%) und ERCP (89/64%) [9]. Die Endosonographie ist derzeit die Methode der Wahl zum exakten präoperativen Staging periampullärer Tumoren [5] und zum Nachweis lokoregionärer Lymphknotenvergrößerungen [10]. Die Endosonographie ist sehr aussagekräftig zur Beurteilung der T-Kategorie, aber weniger verläßlich in der Beurteilung der weiter entfernten Lymphknotenmetastasen. Es besteht die Möglichkeit bei manchen Geräten, über einen Kanal des Endoskops sonographiegesteuert den Tumor zu biopsieren. Bei diesem Verfahren muß offensichtlich eine peritoneale Aussaat oder Tumorabsiedlung im Stichkanal wie bei transkutaner Biopsie nicht befürchtet werden [11].

Laparoskopie

Sie ist unverändert die sensitivste Methode zum Nachweis einer peritonealen Metastasierung. Sie wird daher von einigen operativen Zentren vor geplanter Resektion eingesetzt. In einer älteren Studie fanden sich bei 40 Pankreaskarzinompatienten, die mittels Computertomographie als resektabel angesehen wurden, bei 14 Patienten (35%) entweder Leber-, Netz- oder Peritonealmetastasen [12]. Auch in einer aktuellen Studie konnten in 35% der

Tab. 1. Bildgebende Verfahren in der Diagnostik des Pankreaskarzinoms

Röntgenverfahren
Pankreaszielaufnahme
Magen-Darm-Passage
Computertomographie
Ultraschallverfahren
Transabdominelle Sonographie
Ultraschall + Endoskopie
Endosonographie
transgastral, transduodenal
transduktal (Endosondentechnik)
Endoskopische Verfahren
Ösophagogastroduodenoskopie
Pankreatoskopie («Mother-Baby-Scope»)
Laparoskopie
Endoskopie + Röntgen
Endoskopische retrograde Cholangiopankreatographie
Magnetresonanz-Verfahren
Kernspintomographie
Nuklearmedizinische Verfahren
Immunszintigraphie
Positronen-Emissions-Tomographie
Histologische Untersuchung
Sonographie oder CT-gesteuerte Pankreaspunktion
Zytologie/Histologie via Endoskopie oder Endosonographie
Probelaparotomie

Fälle laparoskopisch Metastasen, die im Computertomogramm übersehen wurden, nachgewiesen werden [13].

Histologisch/zytologische Diagnostik via Endoskopie

Bei 34 Patienten mit Gallengangstenosen unterschiedlicher Dignität (24 maligne, 15 benigne) wurde die Sensitivität und Spezifität eines *zytologischen Bürstenabstrichs,* durchgeführt über einen während der ERCP plazierten Führungsdraht, geprüft. Es gab kein falsch-positives Ergebnis. Die Sensitivität lag bei Gallengangkarzinomen bei 100%, bei Pankreaskarzinom bei 60% [14]. Endoskopisch gewonnener Zellabstrich zur zytologischen Untersuchung oder durch Biopsie gewonnene Gewebeprobe, zum Beispiel via Pankreatikoskopie («Baby-Scope»), zur histologischen Untersuchung ist, falls möglich, eine Alternative zur perkutanen Punktion [15]. Die zytologische Untersuchung von Pankreasgangzellen, die mittels Bürstenabstrich aus Gangstenosen gewonnen werden, zeigt eine Sensitivität um 55% [16]. Bei papillennahen Pankreasgangtumoren oder bei Gallengangtumoren gelingt auch der histologische Tumornachweis mittels *endoskopischer transpapillärer Biopsie.* Die Sensitivität dieses Verfahrens liegt bei Gallengangtumoren bei 89% und beim Pankreaskarzinom bei 71% [17].

Molekularbiologische Diagnostik

Der Stellenwert des Nachweises von *Punktmutationen* des *Ki-ras-Gens* im Codon 12 in abgeschilferten Zellen des mittels ERCP gewonnenen Pankreassekrets wird gegenwärtig überprüft [18, 19].

Differentialdiagnose

Bei Nachweis einer Raumforderung im Pankreaskopfbereich spricht eine Alkoholanamnese oder eine Anamnese rezidivierender Schmerzen für das Vorliegen einer entzündlich bedingten Raumforderung auf dem Boden einer chronischen Pankreatitis. Nachweis von Kalk innerhalb der Raumforderung erhärtet die Diagnose. Schwierig bleibt aber der Nachweis des Karzinoms auf dem Boden einer präexistenten chronischen Pankreatitis [20]. Raumforderungen im Bereich des Pankreas können durch Metastasen hervorgerufen werden, beispielsweise durch kleinzelliges Bronchialkarzinom, Mammakarzinom oder Hodentumoren. Große, oft langsam wachsende Tumoren mit Zysten sprechen für ein Zystadenokarzinom, welches eine etwas bessere Prognose als das duktale Andenokarzinom hat. Distale Gallenwegskarzinome sind schwierig von Papillen- oder papillennahen Pankreaskopfkarzinomen präoperativ zu differenzieren.

Literatur

1 Gilninsky NH, Bornman PC, Girdwood AH, Marks IN: Diagnostic yield of endoscopic retrograde cholangiopancreatography in carcinoma of the pancreas. Br J Surg 1986;73:539–543.

2 Pinson CW, Munson JL, Deveney CW: Endoscopic retrograde cholangiopancreatography in the preoperative diagnosis of pancreatic neoplasms associated with cysts. Am J Surg 1990;159:510–513.

3 Dancygier H: Endoskopische Sonographie des oberen Verdauungstraktes. Ultraschall Med 1989;10: 164–169.

4 Kimmey MB, Yasuda K, Kawai K: Endoscopic ultrasound; in Yamada T, Alpers DH, Owyang C, Powell DW, Silverstein FE (eds): Textbook of Gastroenterology Lippincott JB; Philadelphia, 1991; 2343.

5 Tio TL: Endosonographische Diagnostik in der Gastroenterologie. Dtsch Med Wochenschr 1990;115: 584–588.

6 Yasuda K, Mukai H, Fujimoto S, Nakajima M, Kawai K: The dagnosis of pancreatic cancer by endoscopic ultrasonography. Gastrointest Endosc 1988;34:1–8.

7 Hayashi Y, Nakazawa S, Kimoto E, Naito Y, Morita K: Clinicopathologic analysis of endoscopic ultrasonograms in pancreatic mass lesions. Endoscopy 1989;21:121–125.

8 Kaufman AR, Sivak MV Jr: Endoscopic ultrasonography in the differential diagnosis of pancreatic disease. Gastrointest endosc 1989;35:214–219.

9 Rösch Th, Lorenz R, Braig Ch, Feuerbach S, Siewert JR, Classen M: Endosonographische Diagnostik bei Pankreastumoren. Dtsch Med Wochenschr 1990:115:1339–1347.

10 Rösch T: Endoscopic ultrasonography in pancreatic cancer. Endoscopy 1994;26:806–807.

11 Chang KJ, Albers CG, Erickson RA, Butler JA, Wuerker RB, Lin F: Endoscopic ultrasound-guided fine needle aspiration of pancreatic carcinoma. Am J Gastroenterol 1994;89:263–266.

12 Warshaw AL; Tepper JE, Shipley WU: Laparoscopy in the staging and planning of therapy for pancreatic cancer. Am J Surg 1986;151:76–80.

13 John TG, Greig JD, Carter DC, Garden OJ: Carcinoma of the pancreatic head and periampullary region: Tumor staging with laparoscopy and laparoscopic ultrasonography. Ann Surg 1995;221:156–164.

14 Foutch PG, Kerr DM, Harlan JR, Manne RK, Kummet TD, Sanowski RA: Endoscopic retrograde wire-guided brush cytology for diagnosis of patients with malignant obstruction of the bile duct. Am J Gastroenterol 1990;85:791–795.

15 Riemann JF: Pankreasgang-Endoskopie; in Mössner J, Adler G, Fölsch UR, Singer MV (eds): Erkrankungen des exkretorischen Pankreas. Jena, Fischer 1995pp183–187.

16 Ferrari AP, Lichtenstein DR, Sivka A, Chang C, Carr-Locke DL: Brush cytology during ERCP for diagnosis of biliary and pancreatic malignancies. Gastrointest Endosc 1994;40:140–145.

17 Kubota Y, Takaoka M, Tani K, Ogura M, Kin H, Fujimura K, Mizuno T, Inoue K: Endoscopic transpapillary biopsy for diagnosis of patients with pancreatobiliary strictures. Am J Gastroenterol 1993; 88:1700–1704.

18 Daus H, Trümpler L, Bürger B, Jacobs G, Kriener S, von Blohn G, Zeitz M, Pfreundschuh M: Ki-ras-Mutation als molekularer Tumormarker für Pankreaskarzinome. Dtsch Med Wochenschr 1995; 120:821–825.

19 Trümper LH, Bürger B, von Bonin F, Hintze A, von Blohn G, Pfreundschuh M, Daus H: Diagnosis of pancreatic adenocarcinoma by polymerase chain reaction from pancreatic secretions. Br J Cancer 1994;70:278–284.

20 Shemesh E, Czerniak A, Nass S, Klein E: Role of endoscopic retrograde cholangiopancreatography in differentiating pancreatic cancer coexisting with chronic pancreatitis. Cancer 1990; 65:893–588.

Chirurgische Gastroenterologie
mit interdisziplinären Gesprächen

Chir Gastroenterol 1997;13(suppl 1):10–11

W. H. Knapp

Klinik und Poliklinik für Nuklearmedizin, Universität Leipzig

Nuklearmedizinische Diagnostik von Pankreastumoren mit der Positronen-Emissions-Tomographie (PET)

Schlüsselwörter
Pankreaskarzinom · Positronen-Emissions-Tomographie (PET) · Fluordeoxyglukose · Pankreatitis

Zusammenfassung
Beim Pankreaskarzinom ist – anders als bei chronischer Pankreatitis – die lokale Glukoseutilization erheblich gesteigert. Daher kommt es beim Pankreaskarzinom zu einer lokalen Akkumulation des Radiopharmakons ^{18}F-Fluordeoxyglukose (FDG) nach i.v. Injektion. Das Ausmaß der Anreicherung hat sich als differentialdiagnostisches Kriterium erwiesen, bei dessen Bestimmung mit Hilfe der PET Sensitivitäten von 90–95% und Spezifitäten von 80–90% erreicht werden. Neben der Differentialdiagnostik dürfte in Zukunft bei der Anwendung der PET mit FDG auch das Lymphknotenstaging eine zunehmende Rolle spielen.

Key Words
Pancreas carcinoma · Positron emission tomography (PET) · Fluorodeoxyglucose · Pancreatitis

Summary
Pancreas carcinomas are characterised by a significantly increased local glucose utilization rate. Therefore, intravenously injected ^{18}F-fluorodeoxyglucose (FDG) is accumulated by pancreas carcinomas, different from chronic pancreatitis. The degree of accumulation has been evidenced to be a differential diagnostic criterion with a sensitivity of 90–95% and a specificity of 80–90% using PET. Apart from differential diagnosis, lymph node staging using FDG PET will play an increasing part in future.

In den letzten zwei Jahrzehnten hat es bekanntlich substantielle Fortschritte beim Einsatz bildgebender Diagnostikverfahren gegeben. Trotzdem bleibt die Differentialdiagnose Pankreaskarzinom versus fokale oder diffuse chronische Pankreatitis auch heute noch ein Problem. Selbst bei Anwendung der CT-gesteuerten Feinnadelbiopsie, die zum Teil bei fraglichen CT-Befunden eingesetzt wird, können Fehldiagnosen gestellt werden [1].

Die derzeitigen Verfahren sind nicht nur hinsichtlich der korrekten Stellung der Primärdiagnose unzulänglich, sondern auch im Rahmen der Definition des Ausbreitungsstadiums, da Lymphknotenmetastasen nicht mit ausreichender Zuverlässigkeit nachgewiesen werden können.

Im Gegensatz zur abdominellen Sonographie und zur CT handelt es sich bei der PET nicht um ein bildgebendes Verfahren, das Strukturen darstellt. Vielmehr basiert die Diagnostik auf dem lokalen Stoffaustausch. Man kann das Verfahren somit als eine abbildungsunterstützte Funktionsuntersuchung bezeichnen.

Für PET-Untersuchungen wird heute am häufigsten 2-(^{18}F)-Fluor-2-deoxy-D-glucose, kurz: FDG, verwendet. FDG wird ebenso wie Glukose über einen Carrier zellulär transportiert und, ebenfalls wie Glukose, phosphoryliert. Als FDG-Phosphat bleibt der Tracer und damit das Nuklid ^{18}F in den meisten Zelltypen intrazellulär gefangen. Im Gegensatz zur Glukose ist eine weitere Verstoffwechselung des Glukoseanalogons kaum möglich. Die Aufnahmerate von FDG im Gewebe spiegelt daher die lokale Glukoseutilisation wider, d.h. Glukosetransport und -phosphorylierung.

Die Grundlage für den Nachweis eines Pankreaskarzinoms mit Hilfe der FDG-PET ist die gesteigerte Glykolyse von Malignomen in Gegenwart von Sauerstoff [2]. Die Steigerung des Glukoseverbrauchs geht mit der malignen Transformation und der Wachstumsderegulierung einher. Sie basiert auf der Expression des Glc-Transporter-l-Gens, die beim Pankreasadenokarzinom gesteigert ist, nicht aber bei der chronischen Pankreatitis.

Zur Durchführung der Untersuchung sind keine besonderen Vorbereitungen des Patienten erforderlich. Obwohl gelegentlich eine Nüchternuntersuchung empfohlen wird, gibt es derzeit keinen Beleg dafür, daß durch den Nüchternzustand die Aussagekraft der

Prof. Dr. W. H. Knapp
Klinik und Poliklinik für Nuklearmedizin
Universität Leipzig
Liebigstraße 20a
D-04103 Leipzig

Methode gesteigert wird. Die Aufzeichnung der intrakorporalen Aktivitätsverteilung erfolgt etwa 1 h nach i.v. Injektion von 250 bis 350 MBq FDG. Die unmittelbar vorangehende oder sukzessive i.v. Applikation von 20 mg Furosemid führt zu einer Reduktion störender Aktivität im Bereich der Nieren während der Aufnahmen.

Die Auswertung der Emissionstomogramme erfolgt visuell oder durch eine quantitative Analyse der im Zielgebiet aufgenommenen Radioaktivität. Hierbei werden Tumor-Leber-Quotienten oder Gewebsradioaktivität pro ml und injizierter Dosis und Körpergewicht verwendet [3].

Ein Pankreaskarzinom läßt sich im CT in der Regel als Raumforderung deutlich erkennen, zumindest dann, wenn die Größe 2 cm im Durchmesser übersteigt. Mit spezieller Aufnahmetechnik sind jedoch auch Raumforderungen bis hinunter zu einer Größe von 0,5 cm als solche zu identifizieren. In der Regel findet sich hier korrespondierend eine FDG-Anreicherung im PET, die deutlich gegenüber der Umgebung kontrastiert. Ähnlich hohe Aktivitätskonzentrationen finden sich sonst nur im Bereich der Nieren, durch die FDG ausgeschieden wird.

Wird eine im CT nachgewiesene Raumforderung nicht von einer intensiven FDG-Akkumulation begleitet, so muß damit gerechnet werden, daß es sich hier um eine chronische Pankreatitis handelt. Sowohl Leber- wie auch Lymphknotenmetastasen kommen im positiven Kontrast zur Darstellung. Während die CT beim Nachweis von Lebermetastasen sehr zuverlässig ist, ist der Nachweis von Lymphknotenbeteiligungen beim Pankreaskarzinom schwierig. Nicht selten werden daher Lymphknotenmetastasen erst durch die PET erkannt [4].

Bei der Bewertung der Ergebnisse, die mit der PET erzielt werden können, muß berücksichtigt werden, daß die publizierten Studien bereits vor einigen Jahren begonnen bzw. durchgeführt wurden. Durch die rasche technische Entwicklung der Tomographen ist heute eine Abbildungsgenauigkeit zu erreichen, die vor wenigen Jahren noch nicht möglich war.

Eine gute Trennung von Pankreatitis und Karzinom mit Hilfe des Parameters «standardized uptake value» (SUV) nach einer Arbeit der Ulmer Gruppe steht in Einklang mit den Ergebnissen von Sensitivität und Spezifität, die bisher für den Karzinomnachweis publiziert wurden. Trotz der unterschiedlichen Geräte, die verwendet wurden, ergibt sich ein relativ einheitliches Bild mit Sensitivitäten um 90–95% und Spezifitäten um 80–90% für die Diagnosestellung eines Pankreaskarzinoms (Tab. 1) [4–6].

Tab. 1. Ergebnisse der FDG-PET bei Tumordiagnostik

Autoren	Patientenzahl	Sensitivität, %	Spezifität, %
Bares et al., 1994 [4]	40	92	85
Inokuma et al.; 1995 [5]	35	94	82
Stollfuss et al., 1995 [6]	73	95	90

Zu Fehldiagnosen kann es dadurch kommen, daß FDG auch von Makrophagen und Granulationsgewebe angereichert werden kann. Somit ist die FDG-Aufnahme bei Entzündungen mitunter – wenn auch nicht im gleichen Ausmaß wie bei Karzinomen – gesteigert. Wegen des sogenannten Partialvolumeneffekts können Karzinome mit einer Größe unter 2 cm Durchmesser dem Nachweis entgehen. Schließlich kann der Nachweis auch durch Veränderungen des Glukosemetabolismus bei Patienten mit insulinpflichtigem Diabetes mellitus erschwert sein. Wegen geringer FDG-Anreicherung können Raumforderungen bei Diabetes fälschlicherweise als nichtmaligne eingeschätzt werden.

Die Vorteile der FDG-PET sind in der vergleichsweise hohen Treffsicherheit bei der Differenzierung eines Karzinoms von einer Pankreatitis zu sehen. In Zukunft könnte auch die Beurteilung von Lymphknotenbeteiligungen und Lebermetastasen für die Definition des Ausbreitungsstadiums eine zunehmende Rolle spielen.

Da es sich um eine noch neue Methode handelt, die bisher für die Pankreasdiagnostik nur an wenigen Orten systematisch eingesetzt wird, sollte die Indikationsstellung derzeit noch mit Vorbehalt erfolgen. Dort, wo ein Positronen-Tomograph zur Verfügung steht und eine Arbeitsgruppe über durch systematische Untersuchungen gewonnene Erfahrungen verfügt, kann das Verfahren bei klinischem Verdacht auf Pankreaskarzinom, im Falle von negativen oder nicht eindeutigen CT- oder Ultraschallbefunden sowie zur Definition des Ausbreitungsstadiums bei bekanntem Pankreaskarzinom sinnvoll eingesetzt werden.

Literatur

1 Brandt KR, et al: CT- and US-guided biopsy of the pancreas. Radiology 1993;187:99–104.

2 Warburg O: On the origin of cancer cells. Science 1956;123:309–314.

3 Woodard HQ, et al: Expression of tissue isotope distribution. J Nucl Med 1975;16:958–959.

4 Bares R, et al: F-18 fluorodeoxyglucose PET in vivo evaluation of pancreatic glucose metabolism for detection of pancreatic cancer. Radiology 1994;192: 79–86.

5 Inokuma T, et al: Evaluation of pancreatic tumors with positron emission tomography and F-18 fluorodeoxyglucose: Comparison with CT and US. Radiology 1995;195:345–352.

6 Stollfuss JC, et al: 2-(Fluorine-18)-fluoro-2-deoxy-D-glucose PET in detection of pancreatic cancer: Value of quantitative image interpretation. Radiology 1995;195:339–344.

Chirurgische Gastroenterologie
mit interdisziplinären Gesprächen

Chir Gastroenterol 1997;13(suppl 1):12–14

V. Keim [a]
H. Witzigmann [b]

[a] Medizinische Klinik und Poliklinik II
[b] Chirurgische Klinik und Poliklinik II, Universität Leipzig

Ist die chronische Pankreatitis eine Präkanzerose?

Schlüsselwörter
Pankreaskarzinom · Chronische Pankreatitis · Präkanzerose · Rauchen

Zusammenfassung
Seit langem wurde vermutet, daß bei chronischer Pankreatitis ein Pankreaskarzinom sehr viel häufiger ist. Eine kürzlich erschienene Untersuchung an über 2500 Patienten mit chronischer Pankreatitis scheint diese Annahme zu bestätigen. Die Untersuchung wurde jedoch bereits 1946 begonnen, so daß die modernen diagnostischen Verfahren nicht zur Verfügung standen. Folglich wurden vermutlich viele Patienten mit milder chronischer Pankreatitis übersehen und wahrscheinlich einige andere Erkrankungen des Gastrointestinaltrakts als chronische Pankreatitis fehlklassifiziert. Jedoch bleibt auch bei dem Versuch, diese Fehlerquelle zu korrigieren, eine deutlich höhere Wahrscheinlichkeit, bei bestehender Pankreatitis ein Karzinom zu entwickeln als in einer Kontrollgruppe. Da aber nur bei einer Minderzahl von Patienten mit Pankreaskarzinom eine chronisch-nichtobstruktive Pankreatitis besteht, ist die chronische Entzündung der Drüse nicht als obligate Präkanzerose zu betrachten.

Key Words
Pancreatic cancer · Chronic pancreatitis · Precancerosis · Smoking

Summary
Recent studies seem to support the assumption that in patients with chronic pancreatitis a pancreatic carcinoma is more frequent than in a control group. These investigations, however, were started in 1946, so that most of the modern diagnostic techniques (ultrasound, computed tomography, ERP etc.) were not available. Therefore, the diagnosis had to be based on pure clinical findings. Most probably, mild diseases were overlooked and other gastrointestinal diseases were misclassified as chronic pancreatitis. Even after an attempt to correct these factors, however, the probability of pancreatic carcinoma is much higher in patients with chronic pancreatitis than in a control group. The pathogenesis of carcinoma in the chronically inflamed pancreas is unclear, only one author described a dysplastic or metaplastic change in the gland. In addition, chronic nonobstructive pancreatitis is found in only a minority of patients with pancreatic cancer. It may therefore be concluded that pancreatic cancer is more frequent in patients with chronic pancreatitis, but chronic inflammatory disease is not an obligate precancerosis.

Einführung

Seit längerer Zeit wird darüber spekuliert, ob bei Patienten mit chronischer Pankreatitis ein Pankreaskarzinom häufiger auftritt als bei einer primär gesunden Vergleichsgruppe. Die Diskussion wurde durch eine kürzlich publizierte Untersuchung angeregt, in der bei einer großen Gruppe von Patienten mit chronischer Pankreatitis die Häufigkeit des Pankreaskarzinoms bestimmt wurde [1]. Die Daten zeigten eine beträchtlich höhere Inzidenz des Tumorleidens. Im folgenden werden wir auf die Problematik dieser und weiterer Untersuchungen eingehen und mögliche pathogenetisch relevante Zusammenhänge analysieren.

Epidemiologische Befunde

Die Untersuchung von Lowenfels et al. [1] basiert auf 2500 Patienten mit chronischer Pankreatitis, die in den Jahren 1946–1989 diagnostiziert wurden. Die Diagnose erfolgte sowohl klinisch

KARGER

Fax (0761) 4520714
http://www.karger.ch

PD Dr. Volker Keim
Medizinische Klinik und Poliklinik II
Universität Leipzig
Philipp-Rosenthal-Straße 27
D-04103 Leipzig

(Schmerzen, Steatorrhö), laborchemisch (Stuhlfett, Chymotrypsin, Pankreozymin-Cerulein-Test) als auch durch bildgebende Verfahren (Computertomographie, endoskopische retrograde Pankreatographie, Sonographie, Abdomenübersichtsaufnahme). Unter den 2015 Patienten fanden sich 56 mit einem Pankreaskarzinom. Dies war eine über 26mal häufigere Inzidenz als aufgrund einer Kontrollgruppe erwartet. Um mögliche primäre Fehldiagnosen zu vermeiden, wurden Patienten mit sehr kurzem Verlauf der chronischen Pankreatitis (< 2 Jahre) ausgeschlossen. Auch danach lag die Inzidenz des Tumorleidens noch um den Faktor 16 über der der Kontrollgruppe. Die Autoren schließen aus diesen Daten, daß bei vorbestehender chronischer Pankreatitis ein Pankreaskarzinom häufiger ist als in einem gesunden Vergleichskollektiv. Es fanden sich keine Assoziationen zum Vorhandensein von Verkalkungen, eines Diabetes und einer Zirrhose; allerdings bestand eine Relation zum Alter der Patienten.

Natürlich ist die Art der Datenerhebung und die Analyse sehr problematisch. Zunächst muß die Diagnostik der Pankreatitis in Frage gestellt werden. Zu Beginn der Untersuchung um 1946 bis Mitte/Ende der 70er Jahre stand außer der Obduktion und der Abdomenübersichtsaufnahme kein bildgebendes Verfahren zur Verfügung. So wurden beispielsweise nur bei weniger als 20% der Patienten ein Computertomogramm angefertigt. Hieraus folgt, daß milde Verläufe aufgrund der methodischen Schwächen nicht erkannt werden konnten und außerdem wahrscheinlich bei vielen Patienten andere Erkrankungen des Oberbauches als Pankreatitis fehldiagnostiziert wurden. Welche Relevanz dies für die Aussage der Studie hat, ist nicht einzuschätzen.

Verschiedene weitere Kritikpunkte der Studie sind anzumerken. Bei den meisten Patienten mit chronischer Pankreatitis besteht ein beträchtlicher Alkohol- und Zigarettenkonsum. Beides ist mit einer erheblichen Inzidenz von extragastrointestinalen und gastrointestinalen Tumoren assoziiert. Insbesondere sind hier Leberzirrhose, hepatozelluläres Karzinom, Bronchialkarzinom und Tumoren des Hals-Nasen-Ohren-Bereichs zu nennen. Folglich hätten in dieser Kontrollgruppe eigentlich nicht nur altersgleiche Personen sein müssen, sondern solche, die ein ähnliches Risikoprofil (starkes Rauchen und starkes Trinken), wie es bei Patienten mit einer chronischen Pankreatitis die Regel ist.

Es hat in der jüngeren Vergangenheit weitere Untersuchungen gegeben, in denen ähnliche Befunde wie bei Lowenfels et al. erhoben wurden. In der Untersuchung von Schlosser et al. [2] wurde bei 15 von 395 Patienten, die wegen eines entzündlichen Pankreaskopftumors und chronischer Pankreatitis operiert wurden, bei der histologischen Aufarbeitung ein Pankreaskarzinom gefunden. Dies würde nach Ansicht der Autoren einer um mehr als 50fach erhöhten Inzidenz des Karzinoms entsprechen. Dieser Schluß ist jedoch so nicht zu treffen, da es sich in mehrfacher Hinsicht um ein hochselektiertes Krankengut handelt. Es wurden unter anderem nur Patienten in die Studie einbezogen, die in einem spezialisierten chirurgischen Pankreaszentrum operiert wurden und bei denen die Dauer der chronischen Pankreatitis mit nur 3–96 Monaten angegeben wurde. Somit ist wahrscheinlich, daß bei der Mehrzahl der Patienten wohl doch primär ein Pankreasmalignom vorlag. Man kann somit aus diesen Daten nicht auf eine erhöhte Inzidenz des Pankreaskarzinoms schließen.

Wie häufig findet sich bei einem Pankreaskarzinom eine chronische Pankreatitis?

Hierzu gibt es mehrere größere Sektionsstudien, bei denen im wesentlichen gezeigt werden konnte, daß nur bei einem geringen Prozentsatz von Patienten mit einem malignen Pankreastumor eine chronische Pankreatitis besteht, die nicht Folge des Tumors (z.B. in Form einer chronisch-obstruktiven Pankreatitis) ist. Schultz et al. [3] hatten beispielsweise bei 20515 Autopsien in 1,6% der Verstorbenen ein Pankreaskarzinom nachgewiesen. Bei diesen fanden sich in 16% der Fälle Hinweise auf eine chronisch-nichtobstruktive Pankreatitis. In einer weiteren Studie von Schultz et al. [4] wurde über 181 Patienten mit Pankreaskarzinom und 56 Patienten mit chronischer Pankreatitis berichtet. In keinem der Fälle bestand eine Koinzidenz der beiden Erkrankungen. Obwohl die beiden Untersuchungen weit voneinander abweichende Zahlen angeben, darf man doch annehmen, daß in einem geringen, jedoch deutlich über den Erwartungswert erhöhten Prozentsatz von Patienten mit Pankreaskarzinom eine chronische Pankreatitis vorliegt. Die obstruktive Pankreatitis als Folge des Tumors wird bei etwa 11% der Patienten angenommen.

Pathogenese des Pankreaskarzinoms bei bestehender chronischer Pankreatitis

Die Pathogenese des Pankreaskarzinoms ist nicht geklärt. Eine wie beim Kolonkarzinom bekannte Sequenz Adenom – Karzinom mit dem Verlust verschiedener Gene (z.B. APC, DCC, P_{53}) ist beim Pankreaskarzinom nicht bekannt. Darüber hinaus ist auch nur von Cylwick et al. [5] eine morphologische Sequenz beschrieben, aufgrund derer man z.B. aus einer Epitheldysplasie und Metaplasie eine maligne Transformation im chronisch entzündlich veränderten Pankreas vermuten könnte.

Der einzig gesicherte Risikofaktor des Pankreaskarzinoms scheint das Rauchen zu sein. Dies erhöht jedoch die Inzidenz nur um Faktor 1,5–2,5 [6]. Bei der chronischen Pankreatitis besteht neben dem Alkohol auch das Rauchen als unabhängiger Risikofaktor. Somit könnte man spekulieren, daß Rauchen, das für beide Erklärungen ätiologisch wichtig ist, möglicherweise der gemeinsame Grund darstellt, warum die Kombination beider Erkrankungen etwas häufiger ist als erwartet. Allerdings erklärt das Rauchen nur einen Anstieg der Tumorinzidenz um etwa den Faktor 2, wohingegen bei chronischer Pankreatitis das Pankreasmalignom mehr als 10mal häufiger sein soll. Hierzu ist jedoch zu bedenken, daß die Patienten mit chronischer Pankreatitis deutlich mehr rauchen als ein durchschnittlicher Patient mit einem Pankreaskarzinom. Da weitere Risikofaktoren nicht bekannt sind, muß man es schließlich offen lassen, welche Risikokonstellation zur Kombination beider Erkrankungen führt.

Ist die chronische Pankreatitis eine Präkanzerose?

Auch wenn man die Datenlage kritisch überblickt, darf man sagen, daß bei Patienten mit einer chronischen Pankreatitis das Pankreasmalignom wohl häufiger ist als in der altersgleichen Kontrollgruppe. Wegen der schwierig einzuschätzenden quantitativen Befunde kann noch nicht eindeutig gesagt werden, ob das Malignom wirklich mehr als 5–10mal häufiger ist. Der histologische Nachweis von Dysplasien oder Metaplasien scheint trotz der oben genannten Befunde wohl eher eine Ausnahme zu sein. Die Schlußfolgerung muß folglich lauten, daß das Pankreaskarzinom bei chronischer Pankreatitis häufiger auftritt, aber zum jetzigen Zeitpunkt kein pathogenetischer Zusammenhang zwischen den beiden Krankheiten zu sichern ist, so daß es keine überzeugenden Belege dafür gibt, daß die chronische Pankreatitis eine obligate Präkanzerose darstellt.

Literatur

1 Lowenfels AB, Maissonneuve P, Cavallini G, Amman R, Lankisch PG, Andersen JR, DiMagno EP, Andren-Sandberg A, Domelöf L: Pancreatitis and the risk of pancreatic cancer. N Engl J Med 1993;328: 1433–1437.

2 Schlosser W, Schoenberg MH, Rhein E, Siech M, Gansauge F, Berger HG: Pankreaskarzinom bei chronischer Pankreatitis mit entzündlichem Pankreaskopftumor. Z Gastroenterol 1996;34:3–8.

3 Schulz HJ: Über die pathogenetischen Wechselbeziehungen zwischen chronischer Pankreatitis und Pankreaskarzinom. Zentralbl Allg Pathol Anat 1986; 131:553–561.

4 Schultz RE, Finkler NJ:Pancreatic calcification and pancreatic carcinom: The relationship reconsidered. Mt Sinai J Med 1990;47:662–666.

5 Cylwick B, Nowak HF, Puchalski Z, Barzyk J: Chronic inflammation of the pancreas as a factor predisposing to cancer development. Zentralbl Allg Pathol Anat 1985;130:217–224.

6 Warshaw AL, del Castillo CF: Pancreatic carcinoma. N Engl J Med 1992;326:455–465.

Chirurgische Gastroenterologie
mit interdisziplinären Gesprächen

Chir Gastroenterol 1997;13(suppl 1):16–23

H. Friess
J. Kleeff
P. Berberat
M. W. Büchler

Molekularbiologie und Onkogenese des Pankreaskarzinoms

Klinik für Viszerale und Transplantationschirurgie, Inselspital, Bern, Schweiz

Schlüsselwörter
Pankreaskarzinom · Wachstumsfaktoren · Wachstumsfaktorrezeptoren · Genmutationen

Zusammenfassung
Veränderungen der Expression von Wachstumsfaktoren und ihrer Rezeptoren sowie Genmutationen spielen eine wesentliche Rolle in der Pathogenese von malignen gastrointestinalen Tumoren. Wir beschreiben in dieser Übersicht die wichtigsten molekularen Veränderungen beim menschlichen Pankreaskarzinom. In einer signifikanten Anzahl dieser Tumoren sind Wachstumsfaktoren [epidermal growth factor (EGF), transforming growth factor-α (TGF-α), Amphiregulin, Betacellulin, heparin-binding EGF like growth factor (HB-EGF), TGF-βs, acidic und basic fibroblast growth factor (aFGF, bFGF), kreatinocyte growth factor (KGF), platelet derived growth factors (PDGFs)] und Wachstumsfaktorrezeptoren (EGF-Rezeptor, c-erbB-2- und c-erbB-3-Rezeptor, TGF-β-Rezeptor-2, FGF-Rezeptor, PDGF-Rezeptoren) überexprimiert sowie Genmutationen vorhanden (p53 und K-ras). Diese Veränderungen können das Tumorwachstum und seine Metastasierung stimulieren. Eine verkürzte postoperative Überlebensperiode der Patienten konnte bei einer Überexpression des EGF-Rezeptors zusammen mit EGF, TGF-α und/oder Amphiregulin, einer Überexpression des c-erbB-3-Rezeptors, bFGF, TGF-β und Mutationen des p53-Gens beobachtet werden. Diese Daten deuten darauf hin, daß molekulare Störungen in den Pankreaskarzinomzellen eine wesentliche Ursache für die klinische Aggressivität dieser Tumorerkrankung darstellen.

Key Words
Pancreatic cancer · Growth factors · Growth factor receptors · Gene mutations

Summary
Alterations in growth factors and their receptors as well as gene mutations play a major role in the pathogenesis of gastrointestinal cancers. In this review we describe relevant molecular alterations in human pancreatic cancer. Overexpression of growth factors [epidermal growth factor (EGF), transforming growth factor-α (TGF-α), amphiregulin, betacellulin, heparin-binding EGF-like growth factor (HB-EGF), TGF-βs, acidic and basic fibroblast growth factors (aFGF, bFGF), keratinocyte growth factor (KGF), platelet-derived growth factors (PDGFs)], growth factor receptors (EGF-receptor, c-erbB-2 receptor, c-erbB-3 receptor, TGF-β receptor-2, FGF receptor, PDGF receptor-B) and gene mutations (p53 and K-ras) are present in a significant number of these tumors. These changes stimulate tumor growth and enhance metastatic behavior of pancreatic cancer cells. A negative influence on the patient survival following tumor resection could be demonstrated for concomitant overexpression of the EGF receptor with EGF, TGF-α and/or amphiregulin, overexpression of the c-erbB-3 receptor, bFGF, TGF-βs and mutations of the p53 gene. These findings indicate that molecular alterations in pancreatic cancer cells are a major cause of the clinical aggressiveness of pancreatic cancer.

Einleitung

Das Pankreaskarzinom hat mit einer mittleren Überlebenszeit von 5 Monaten eine der schlechtesten Prognosen aller malignen Neoplasien des Menschen [1, 2]. Seine Inzidenz ist in westlichen industrialisierten Ländern signifikant angestiegen, wahrscheinlich infolge einer Verlängerung der mittleren Lebenserwartung und einer Verbesserung der diagnostischen Möglichkeiten. Momentan sterben jährlich etwa 10 pro 100000 Personen an den Folgen eines Pankreaskarzinoms. Es steht damit an 4.–5. Stelle in der Sterblichkeit an malignen Tumoren [1–4].
Die komplette chirurgische Tumorresektion stellt momentan die einzige effektive Therapie dieser Krankheit dar, das heißt, sie ist das einzige Behandlungsverfahren, das dem Patienten eine Hei-

KARGER

Fax (0761) 4520714
http://www.karger.ch

Dr. Helmut Friess
Klinik für Viszerale und Transplantationschirurgie
Universität Bern
Inselspital
CH-3010 Bern

lungschance bietet. Allerdings haben zum Zeitpunkt der Diagnosestellung zwischen 75 und 85% aller Pankreaskarzinompatienten nichtresektable Tumoren. Eine palliative Therapie ist demzufolge die häufigste Behandlung dieser Erkrankung [1–4]. Nur 15–25% der Patienten mit einem Pankreaskarzinom können mit kurativem Ansatz operiert werden. Aber auch in dieser Patientengruppe liegt die 5-Jahres-Überlebensrate nur bei 10–25%. Dies beruht darauf, daß die meisten Patienten, bei denen das Pankreaskarzinom komplett (R0) reseziert wurde, innerhalb der ersten 2 postoperativen Jahre Lokalrezidive oder Fernmetastasen ausbilden, für die weitere effektive Therapiemöglichkeiten nicht zur Verfügung stehen. Bei Patienten mit nichtresektablem Pankreaskarzinom stehen palliative chirurgische Operationen wie biliäre oder enterale Bypasses als Therapieoptionen im Vordergrund. Konservative onkologische Strategien wie Chemotherapie oder Radiotherapie scheinen die Überlebenszeit nicht zu verlängern, jedoch kann eine Verkleinerung der Tumormasse zu einer Schmerzlinderung führen [5, 6]. Hormontherapien mit Tamoxifen oder Buserelin sowie die systemische Gabe spezifischer, gegen Pankreaskarzinomzellen gerichteter monoklonaler Antikörper konnten ebensowenig zu einer Verbesserung der Prognose beitragen [7–10].

Die Gründe für das aggressive Wachstum von Pankreaskarzinomzellen waren bisher weitgehend unbekannt. Molekularbiologische Studien an menschlichen Pankreaskarzinomzellinien unterstreichen jedoch die wichtige Rolle von Wachstumsfaktoren und Wachstumsfaktorrezeptoren in der Pathogenese des Pankreaskarzinoms [11, 12]. Diese Karzinomzellinien überexprimieren den Epidermal-growth-factor(EGF)-Rezeptor und zeigen eine Erhöhung von EGF-mRNA [13]. Zusätzlich produzieren diese Zellen den Transforming growth factor-α (TGF-α), ein Polypeptid, das an den EGF-Rezeptor bindet [11]. Nach Bindung von EGF oder TGF-α an den EGF-Rezeptor werden beide Faktoren in das Zellinnere transportiert. EGF wird häufig recycelt, wohingegen TGF-α rasch abgebaut wird. Sowohl EGF als auch TGF-α induzieren eine Herabregulation der EGF-Rezeptoren, was darauf hinweist, daß die Funktion dieses Rezeptor-Liganden-Systems zumindest in Teilen einer intrinsischen Kontrolle unterliegt. Diese In-vitro-Ergebnisse an Pankreaskarzinomzellinien deuten darauf hin, daß die Überexpression des EGF-Rezeptors zusammen mit der Produktion von TGF-α und des Recyclings von EGF den Karzinomzellen einen Wachstumsvorteil verschafft. Ausgehend von diesen experimentellen Studien wurden zahlreiche Untersuchungen über Wachstumsfaktoren und Wachstumsfaktorrezeptoren sowie Genmutationen beim menschlichen Pankreaskarzinom begonnen. Dies geschah unter der Vorstellung, daß ein besseres Verständnis der Pathobiologie des Pankreaskarzinoms eine entscheidende Voraussetzung für die Entwicklung von neuen diagnostischen Methoden und Behandlungsoptionen darstellt. In der folgenden Übersicht präsentieren wir Teile molekularbiologischer Arbeiten, die in den letzten Jahren beim Pankreaskarzinom zu einem besseren Verständnis seiner pathophysiologischen Veränderungen beigetragen haben.

Wachstumsfaktorrezeptoren und ihre Liganden beim Pankreaskarzinom

Die EGF-Rezeptorfamilie und ihre Liganden beim Pankreaskarzinom

Der EGF-Rezeptor, auch humaner EGF-Rezeptor-1 (HER-1) genannt ist, ist wahrscheinlich der am besten untersuchte Wachstumsfaktorrezeptor. Andere Mitglieder dieser Wachstumsfaktorrezeptorfamilie sind c-erbB2 (HER-2) [14], c-erbB3 (HER-3) [15] und c-erbB-4 (HER-4) [16]. Diese vier Wachstumsfaktorrezeptoren bestehen aus einem extrazellulären, einem transmembranösen und einem intrazellulären Anteil, welcher Tyrosinkinase-Aktivität besitzt [16]. Bindung eines Liganden an den extrazellulären Anteil des Rezeptors führt zur Phosphorylierung von verschiedenen intrazellulären Substraten, wie z.B. der Phospholipase-C-gamma, welche das Zellwachstum stimuliert [17].

EGF und TGF-α sind als Prototypen von Wachstumsfaktoren charakterisiert worden, welche an den EGF-Rezeptor binden und diesen aktivieren. Zu dieser Wachstumsfaktorfamilie gehören außerdem Amphiregulin, Betacellulin und Heparin-binding EGF like growth factor (HB-EGF). Alle Mitglieder dieser Familie zeigen eine strukturelle Homologie mit EGF [18–21].

Frühe Studien von Karzinomzellen wiesen darauf hin, daß eine Überexpression des EGF-Rezeptors zu einer malignen Zelltransformation führt, und daß die Anwesenheit von TGF-α zusätzlich die Proliferation der transformierten Zellen stimuliert [22, 23]. Diese In-vitro-Studien gaben erste Hinweise, daß Veränderungen innerhalb der EGF-Rezeptorfamilie und ihrer Liganden eine wichtige Rolle im Verlauf und der Prognose des Pankreaskarzinoms spielen können.

Forschung in diesem Bereich während der letzten 5 Jahre hat neue Einblicke in die Rolle der EGF-Rezeptorfamilie und ihrer Liganden beim Pankreaskarzinom vermittelt. Durch immunhistochemische Analysen zusammen mit modernen molekularbiologischen Techniken konnte eine Überexpression des EGF-Rezeptors, EGF und TGF-α beim humanen Pankreaskarzinom nachgewiesen werden [24, 25]. Viele Krebszellen zeigen eine simultane Überexpression sowohl des EGF-Rezeptors als auch von EGF und/oder TGF-α, was darauf hindeutet, daß autokrine und parakrine Mechanismen dieses Rezeptor-Liganden-Systems eine wichtige Rolle in der Pathogenese des Pankreaskarzinoms spielen könnten [25]. Bestätigt wurde diese Hypothese unter anderem durch immunhistochemische Untersuchungen an 87 menschlichen Pankreaskarzinomgeweben, welche zeigten, daß Patienten, die sowohl den EGF-Rezeptor als auch EGF und/oder TGF-α überexprimierten, eine signifikant kürzere postoperative Überlebenszeit hatten als solche, die keine simultane Überexpression von Rezeptor und Liganden aufwiesen [7].

Der EGF-Rezeptor wird auch durch andere, EGF-ähnliche Wachstumsfaktoren wie Betacellulin, Amphiregulin und HB-EGF aktiviert [26]. Betacellulin zeigt auf Aminosäurenebene eine 50%ige Sequenzhomologie mit TGF-α und eine 32%ige mit EGF [27]. Fünf von 6 menschlichen Pankreaskarzinomzellinien wiesen, wie humanes Pankreaskarzinomgewebe, eine Überex-

pression von Betacellulin im Vergleich mit normalem Pankreas auf. EGF und HB-EGF steigern die Betacellulin-mRNA-Expression, was darauf hinweist, daß die Betacellulin-Epression in Pankreaskarzinomzellen durch andere Liganden der EGF-Familie induziert werden kann [28].
Ein weiterer zur EGF-Familie zählender Wachstumsfaktor ist Amphiregulin. Bei immunhistochemischen Analysen von 62 Pankreaskarzinomen fand sich zytoplasmatische Amphiregulin-Immunreaktivität in 37% der Tumoren. In 15 von 31 Tumoren (48%) war zytoplasmatische Amphiregulin-Immunreaktivität zusammen mit dem EGF-Rezeptor vorhanden. Die Betrachtung der Überlebenszeiten dieser Patienten zeigte, daß Patienten mit gleichzeitiger Überexpression sowohl des EGF-Rezeptors als auch von Amphiregulin eine deutlich kürzere postoperative Überlebenszeit hatten, als solche Patienten, die den EGF-Rezeptor und Amphiregulin nicht gleichzeitig überexprimierten [29, 30].
Eine weitere Studie, in welcher die biologischen Eigenschaften des HB-EGF charakterisiert wurden, erbrachte bei der immunhistochemischen Untersuchung von 47 Pankreaskarzinomgeweben den Nachweis von HB-EGF-Immunreaktivität in der Hälfte dieser Tumoren. Jedoch war weder die Anwesenheit von HB-EGF in Pankreaskarzinomzellen noch das Vorhandensein von EGF-Rezeptor und HB-EGF mit einer schlechteren postoperativen Überlebenszeit der Patienten assoziiert [31].
Auch die Rolle von c-erbB2 in der Pathogenese des Pankreaskarzinoms ist näher untersucht worden [32, 33]. Das c-erbB2-Gen kodiert einen transmembranösen Rezeptor mit einem Molekulargewicht von 185 kDa. Dieser Rezeptor wird durch Binden von spezifischen Liganden wie z.B. *Neu*-Differenzierungsfaktor (NDF), Glial growth factor und Heregulin aktiviert [17, 34, 35]. Eine Überexpression von c-erbB2 führt zu einer malignen Zelltransformation in vitro [17]. Immunhistochemische Analysen von 76 Pankreaskarzinomgeweben zeigten, daß 34 (45%) dieser Tumoren eine verstärkte c-erbB2-Immunreaktivität aufwiesen. In-situ-Hybridisierung und Northern-blot-Analysen dieser Gewebe ergaben, daß die Erhöhung der c-erbB2-Immunreaktivität mit einer Überexpression der entsprechenden mRNA assoziiert war [33]. Außerdem war die verstärkte Expression von c-erbB2-mRNA in den Pankreaskarzinomzellen mit einer besseren Tumordifferenzierung assoziiert [33]. Im Gegensatz zum EGF-Rezeptor war die Anwesenheit von c-erbB2 nicht mit einem fortgeschritteneren Tumorstadium oder einer verkürzten postoperativen Überlebenszeit vergesellschaftet. Diese Ergebnisse scheinen darauf hinzudeuten, daß die Aktivierung von c-erbB2 im humanen Pankreaskarzinom zu einer besseren Differenzierung der Karzinomzellen beiträgt – eine Theorie, die auch schon in Studien an anderen Karzinomzellinien beschrieben wurde [36].
Das dritte Mitglied der EGF-Rezeptorfamilie ist c-erbB3 [15]. Immunhistochemische Studien konnten eine leichte bis starke c-erbB3-Immunreaktivität in Pankreaskarzinomzellen nachweisen [37]. In unseren eigenen Studien fanden wir eine geringe Menge von c-erbB3-mRNA im normalen menschlichen Pankreas [38]. Im Gegensatz dazu erbrachte unsere quantitative mRNA-Analyse eine 6fache Erhöhung von c-erbB3-mRNA im Pankreaskarzinomgewebe. Immunhistochemisch zeigten 47% (27 von 58) der Pankreaskarzinome eine positive Immunreaktivität für c-erbB3. Diese positive c-erbB3-Immunreaktivität war mit einem fortgeschritteneren Tumorstadium und einer signifikant kürzeren postoperativen Überlebensperiode verbunden [38]. Obwohl Liganden, die c-erbB3 aktivieren, noch nicht identifiziert werden konnten, weisen die bisherigen Ergebnisse jedoch darauf hin, daß der Überexpression des EGF-Rezeptors und/oder c-erbB3 eine wichtige Rolle in der Progession des Pankreaskarzinoms und seiner Prognose zukommt [38].

TGF-β und TGF-β-Rezeptoren beim Pankreaskarzinom
Eine andere wichtige Familie von Wachstumsfaktoren, welche das Zellwachstum beeinflußt, ist die Familie des TGF-β. Allgemein kann man feststellen, daß TGF-β das Wachstum vieler epithelialer Zellen inhibiert, die Struktur der extrazellulären Matrix beeinflußt, die Angiogenese stimuliert und als immunsuppressiver Faktoren wirkt [39–42]. TGF-β1, welches den Prototyp dieser Wachstumsfaktorfamilie repräsentiert, inhibiert jedoch die Zellproliferation nicht in allen Pankreaskarzinomzellinien. Es konnte gezeigt werden, daß der Einfluß von TGF-β auf das Wachstum von humanen Tumorzellinien vor allem von den verschiedenen Kulturbedingungen abhängig ist [42–44]. Änderungen in den Zellkulturbedingungen können die TGF-β-Wirkung von einem inhibitorischen zu einem stimulatorischen Effekt umwandeln.
Eine neuere Untersuchung [45] charakterisierte die Rolle von TGF-β im menschlichen Pankreaskarzinom. In dieser Studie konnte demonstriert werden, daß alle drei TGF-ß-Isoformen (TGF-β1, TGF-β2 und TGF-β3) in menschlichen Pankreaskarzinomzellen häufig überexprimiert sind [45]. Diese Überexpression der TGF-β, die durch In-situ-Hybridisierung und Northern-blot-Analysen bestätigt wurde, war mit einer erhöhten Immunreaktivität der korrespondierenden Peptide in den Pankreaskarzinomzellen assoziiert [45]. Eine Analyse der Überlebenszeiten von 60 Patienten, bei denen ein Pankreaskarzinom reseziert wurde, zeigte, daß die Anwesenheit von TGF-β1, -β2 oder -β3 in Pankreaskarzinomzellen mit einem aggressiveren Tumorwachstum und einer signifikant reduzierten postoperativen Überlebensperiode assoziiert war [45]. Diese Ergebnisse deuten darauf hin, daß TGF-β als Wachstumsstimulatoren in vivo beim menschlichen Pankreaskarzinom wirken.
Die TGF-β vermitteln ihre Funktion nach Bindung an spezifische Zellrezeptoren. In den letzten Jahren konnten drei TGF-β-Rezeptoren identifiziert werden: TGF-β-Rezeptor-I, -II, und -III [46–48]. Verschiedene biochemische Studien belegen, daß die Signalübermittlung des TGF-ß-Rezeptors-II über eine intrazelluläre Serin-Threonin-Kinase erfolgt [47, 48]. Die Signalübermittlung ist dabei an die Anwesenheit des TGF-β-Rezeptors-I gebunden. Andererseits ist jedoch der TGF-β-Rezeptor-II notwendig, damit TGF-β an den TGF-β-Rezeptor-I binden kann [47, 48]. TGF-β-Rezeptor-III ist ein Proteoglycan (Betaglycan); er ist nicht direkt an der Signalübermittlung beteiligt [46]. Alle drei TGF-β-Rezeptoren lassen sich im normalen menschlichen Pankreas nachweisen [46]. Pankreaskarzinomzellen überexprimieren häufg den

TGF-β-Rezeptor-II, jedoch nicht den TGF-β-Rezeptor-III [46, 49]. Mit Hilfe der In-situ-Hybridisierung gelang der Nachweis, daß die TGF-β-Rezeptor-II-mRNA hauptsächlich innerhalb der Pankreaskarzinomzellen und im den Tumor umgebenden desmoplastischen Gewebe vorhanden ist [46]. Diese Untersuchungsergebnisse deuten darauf hin, daß die TGF-β am malignen Wachstumsprozeß des Pankreaskarzinoms beteiligt sind und die Tumorproliferation über autokrine und/oder parakrine Aktivierung des TGF-β-Rezeptor-II fördern können [45, 46, 50].

Fibroblast growth factors beim Pankreaskarzinom
Acidic fibroblast growth factor (aFGF) und Basic fibroblast growth factor (bFGF) gehören zu einer dritten Familie von Wachstumsfaktoren, welche die Fähigkeit haben, einer Reihe von biologischen Funktionen, wie Zelldifferenzierung, Zellwanderung und Angiogenese, zu beeinflussen [51–54]. Andere Mitglieder dieser Wachstumsfaktorfamilie sind int2 (FGF-3), das Genprodukt von hst (Kaposi-FGF oder FGF-4), FGF-5, FGF-6, Keratinocyte growth factor (FGF-7), Androgen induced growth factor (FGF-8) und Glia activating growth factor (FGF-9) [52–55].
aFGF und bFGF sind die Prototypen dieser Wachstumsfaktorfamilie. Sie binden an spezifische transmembranöse Rezeptoren. Diese bestehen aus einem intrazellulären, Tyrosinkinaseaktivitättragendem Anteil und einem extrazellulären Anteil, der aus zwei oder drei Immunglobulin-ähnlichen Regionen besteht [55, 56]. Als Voraussetzung für die Bindung von aFGF und bFGF an ihre Rezeptoren gilt die Anwesenheit von Heparinsulfat-Proteoglycanen, welche sich gewöhnlich auf der Zelloberfläche oder in der extrazellulären Matrix befinden [52–55]. aFGF, bFGF und vier FGF-Rezeptoren hat man bisher im normalen menschlichen Pankreasgewebe nachweisen können [57]. Zusätzliche Studien an isolierten Rattenpankreata zeigten, daß aFGF und bFGF die Freisetzung von Amylase stimulieren, was auf eine physiologische Rolle dieser Faktoren bei der Regulation des exokrinen Pankreas hindeutet [58].
In einer neueren Studie konnten wir beobachten, daß sowohl aFGF als auch bFGF in einer signifikanten Anzahl von menschlichen Pankreaskarzinomen überexprimiert sind [59]. In-situ-Hybridisierungen lokalisierten die Überexpression beider mRNA in den Pankreaskarzinomzellen [59]. Gewebeareale in der Umgebung des Tumors mit Veränderungen im Sinne einer chronischen Pankreatitis wiesen auch eine verstärkte Expression von aFGF- und bFGF-mRNA in azinären und duktalen Zellen auf [59]. Die erhöhte Expression von aFGF und bFGF war mit einer Zunahme der entsprechenden Proteine assoziiert, was durch Western-blot-Analysen quantifiziert wurde, die einen 8- bzw 11fachen Anstieg von aFGF und bFGF in Karzinomgeweben verglichen mit gesundem Pankreas erbrachten.
aFGF zeigte im Karzinomgewebe eine charakteristische 16,5-kDa-Bande und eine schwache 20-kDa-Bande sowie zusätzlich einige kleinere Banden in der Größenordnung von 10–15 kDa. Diese Proteine mit niedrigem Molekulargewicht könnten Abbauprodukte von aFGF darstellen. Es konnte kürzlich gezeigt werden, daß FGF-4-Formen mit einem niedrigen Molekulargewicht eine höhere Affinität zum Rezeptor und eine stärkere biologische Aktivität hatten als das eigentliche FGF-4 [60]. Es ist also möglich, daß niedermolekulare Formen von aFGF auch im menschlichen Pankreaskarzinomgewebe eine zusätzliche biologische Wirkung besitzen. Bei der Untersuchung von bFGF fanden sich 3 Banden im Pankreaskarzinomgewebe: eine größere mit 24 kDA und eine kleinere mit 18 kDa. Zusätzlich war eine kleine Bande mit 15 kDa nachweisbar. Das 24-kDa-Protein und andere hochmolekulare Formen von bFGF sind auch bei Brustdrüsenzellen, neonatalen Fibroblasten und hepatozellulären Karzinomen beschrieben worden [61, 62]. Man nimmt an, daß diese hochmolekularen bFGF-Formen nach Synthese im Zytoplasma direkt in den Nukleus transportiert werden [63]. Außerdem wird das 18-kDa-bFGF-Protein nach Bindung an die Zelloberfläche und Internalisierung in das Zytoplasma zum Zellnukleus transportiert [51]. Der histologische Nachweis von bFGF-Immunreaktivität im Zellnukleus von Pankreaskarzinomzellen könnte also durch eine bFGF-Akkumulation aus intrazellulären oder extrazellulären Quellen verursacht werden [51, 63].
Der KGF ist ebenfalls ein Mitglied der Fibroblasten-Wachstumsfaktorenfamilie. Er wirkt mitogen auf eine Vielzahl von epithelialen Zellen und wird häufig von Fibroblasten und anderen mesenchymalen Zellen exprimiert [64]. Im Gegensatz zu aFGF und bFGF enthält das KGF-Vorläufer-Peptid eine Signalsequenz, welche eine effiziente Sekretion aus seiner Ursprungszelle ermöglicht. Nach Freisetzung stimuliert KGF das Wachstum epithelialer Zellen, was die epithelial-mesenchymale Interaktion fördert [64]. Das humane Pankreaskarzinom weist häufig etwa 5fach erhöhte KGF-mRNA-Spiegel im Vergleich zum normalen Pankreas auf. Es wird hierbei sowohl die 2,4-kb- als auch die 5,0-kb-KGF-mRNA überexprimiert, welche durch Transkription desselben Gens an zwei verschiedenen Ursprungsstellen resultieren [65]. Wahrscheinlich wird KGF von Stromazellen innerhalb des Tumors exprimiert und übt dadurch parakrine Effekte auf die benachbarten Karzinomzellen aus. Daneben scheinen auch einige Pankreaskarzinomzellen KGF zu exprimieren, welches dann durch parakrine Mechanismen auf Stromazellen einwirkt und dadurch zu einer gestörten epithelialen mesenchymalen Kommunikation führt. Des weiteren kann von Karzinomzellen freigesetztes KGF über autokrine Mechanismen direkt das Wachstum dieser Zellen stimulieren. Diese Beobachtungen legen den Schluß nahe, daß KGF zusammen mit einer Vielzahl von anderen wachstumsfördernden Faktoren an der Wachstumsstimulation von Pankreaskarzinomzellen in vivo beteiligt ist [64].

Platelet derived growth factors und ihre Rezeptoren beim Pankreaskarzinom
Platelet derived growth factors (PDGF) bestehen aus zwei Proteinketten (A und B), welche über Disulfidbrücken verbunden sind. Es entstehen so drei Isoformen: PDGF-AA, PDGF-AB und PDGF-BB. Diese drei Isoformen binden an zwei PDGF-Rezeptoren, welche beide Tyrosinkinase-Aktivität besitzen. PDGF-Rezeptor A bindet alle drei PDGF-Isoformen mit hoher Affinität, wohingegen PDGF-Rezeptor B nur PDGF-BB mit hoher Affinität bindet [66]. PDGF wirken mitogen und spielen eine wichtige Rol-

le bei Wundheilungsprozessen [67]. Außerdem stimulieren sie die Produktion von Stromagewebe in malignen Tumoren und tragen so zur Tumorentwicklung und deren Ausbreitung bei.
In einer kürzlich publizierten Studie konnten wir PDGF-A und -B sowie PDGF-Rezeptor-B-mRNA in den menschlichen Pankreaskarzinomzellinien PANC-1 und HPAF nachweisen. Diese Zellen exprimierten jedoch nicht den PDGF-Rezeptor A. Zugabe von PDGF-AA und PDGF-BB zum Zellkulturmedium führte zu keiner Änderung des Wachstums dieser Karzinomzellinien. Diese Ergebnisse deuten darauf hin, daß kultivierte Pankreaskarzinomzellen keiner PDGF-abhängigen autokrinen mitogenen Regulation unterliegen. Im Pankreaskarzinomgewebe ist jedoch eine erhöhte Expression sowohl der PDGF-B-Kette als auch der PDGF-Rezeptoren-mRNA in den Karzinomzellen vorhanden. Es ist also anzunehmen, daß Pankreaskarzinomzellen einen Wachstumsvorteil in vivo als Resultat einer PDGF-abhängigen autokrinen Regulation erlangen. Zudem konnten in den den Tumor umgebenden Geweben PDGF-Rezeptoren auf Fibroblasten und Endothelzellen nachgewiesen werden. Es scheint also möglich, daß die von Pankreaskarzinomzellen produzierten PDGF eine stimulierende Wirkung auf Zellen des umgebenden Gewebes ausüben. Dieser Mechanismus könnte unter anderem zu den histopathologischen Veränderungen dieses Gewebes, das einer chronischen Pankreatitis ähnelt, beitragen [68].

Genmutationen beim Pankreaskarzinom

p53-Mutationen beim Pankreaskarzinom

p53 ist ein Tumorsuppressorgen, welches auf dem kurzen Arm von Chromosom 17 lokalisiert ist und ein nukleäres 53-kDa-Phosphoprotein kodiert [69, 70]. Mutationen des p53-Gens sind die häufigsten somatischen Genveränderungen in menschlichen Neoplasien [71–73]. Sie sind in etwa 40–45% aller malignen Tumoren vorhanden. Verschiedene Studien fanden eine Prävalenz von p53-Mutationen beim Pankreaskarzinom zwischen 40 und 60% [74, 75].
Normalerweise scheint das p53-Gen für die Inhibition einer onkogenvermittelten Transformation verantwortlich zu sein. Es reguliert ferner die genomische Stabilität, die G1-Phase des Zellzyklus und die Expression verschiedener Gene, die das Zellwachstum beeinflussen [76]. Durch Mutation des p53-Gens werden diese regulatorischen Funktionen behindert. Diese Veränderung in der Zellregulation unterstützen die maligne Zelltransformation. Die häufigste p53-Mutation ist eine Punktmutation mit einer Aminosäurensubstitution in den 4 konservierten Regionen (Exon 3, 4, 5 und 6). Jedoch hat man auch Punktmutationen an anderen Stellen des p53-Gens nachgewiesen (Condon 35, 105, 133, 213, 258 und 299). Außerdem gelang die Identifizierung einer 3-Basenpaar-Insertion zwischen Codon 261 und 262.
Das mutierte p53-Protein hat eine wesentlich längere Halbwertszeit als das ursprüngliche Protein. Diese mutierten Proteine können mit Hilfe der Immunhistochemie in den transformierten Zellen nachgewiesen werden. Immunhistochemische Studien haben zudem eine hohe Korrelation zwischen der nukleären p53-Immunreaktivität und dem Vorhandensein von p53-Mutationen gezeigt.
p53-Mutationen sind häufig beim Pankreaskarzinom, nicht jedoch bei der chronischen Pankreatitis nachgewiesen worden [75]. Es scheint also, daß die Anwesenheit von p53-Mutationen ein wesentlicher Unterschied zwischen Pankreaskarzinom und chronischer Pankreatitis auf molekularer Ebene darstellt. p53-Mutationen beim Pankreaskarzinom sind mit einem fortgeschrittenen Tumorstadium, lokalem Lymphknotenbefall und einer kürzeren Überlebenszeit assoziiert, nicht jedoch mit einer höheren Inzidenz von Fernmetastasen oder einem größeren Tumorvolumen [77]. Diese Ergebnisse bestätigen andere Studien, welche p53-Mutationen als relativ spätes Ereignis in der Karzinogenese des Pankreaskarzinoms beschreiben und sie mit einer schnelleren Progression dieser Krankheit in Verbindung bringen. Die Anwesenheit von p53-Antikörpern im Serum von Patienten scheint außerdem sehr spezifisch (90%) für maligne Pankreas- oder hepatobiliäre Erkrankungen zu sein. Die niedrige Sensitivität der heute verfügbaren Tests verringert jedoch den klinischen Wert von p53 als neuen akkuraten Tumormarker [78].

K-ras-Mutationen beim Pankreaskarzinom

Punktmutationen des K-ras-Protoonkogens gehören zu den häufigsten genetischen Veränderungen beim menschlichen Pankreaskarzinom. Diese Veränderungen konnten mit Hilfe von Feinnadelbiopsien bei 85–95% der Adenokarzinome des Pankreas, nicht jedoch bei chronischer Pankreatitis nachgewiesen werden [79, 80]. K-ras-Mutationen entstehen beim Pankreaskarzinom fast ausschließlich im Codon 12, welches auf dem kurzen Arm von Chromosom 21 lokalisiert ist. Die Mehrzahl der Pankreaskarzinome haben eine G-T-Transversion an der ersten oder zweiten Base von Codon 12. Diese Befunde wurden als gewebespezifisch interpretiert, da bei kolorektalen Adenokarzinomen ein verschiedenartiges Spektrum von Mutationen des K-ras-Onkogens vorhanden ist. Interessanterweise waren in einem experimentellen Pankreaskarzinommodell keine K-ras-Mutationen während der Karzinogenese vorhanden [81].
Das Genprodukt von K-ras ist ein membrangebundenes 21-kDa-Guanin-Nukleotid-bindendes Protein mit GTPase-Aktivität. Als Folge der Mutation scheint das Protein seine GTPase-Aktivität zu verlieren. Dadurch kommt es zu einer Veränderung der Signalübermittlung, die wiederum Einfluß auf die Tumorpathogenese nimmt.
Untersuchungen beim duktalen Pankreaskarzinom mit verschiedenen Graden von Anaplasie zeigten, daß K-ras-Mutationen ein frühes Ereignis in der Karzinogenese des Pankreaskarzinoms sind. Diese Mutationen könnten sogar in Mukosazell-Hyperplasien nachgewiesen werden, welche mit chronischer Pankreatitis assoziiert sind, sowie in intraduktalen papillären Neoplasmen, welche als Präkanzerosen des duktalen Karzinoms gelten [82]. K-ras-Mutationen sind jedoch nicht mit einer kürzeren Überlebenszeit der Patienten korreliert, wie dies z.B. für p53-Mutationen

nachgewiesen werden konnte [77]. Diese Untersuchungen von p53- und K-ras-Mutationen belegen, daß letztere hauptsächlich am Anfang der Tumorgenese beteiligt sind, wohingegen p53-Mutationen bei der Progression der Erkrankung eine Rolle spielen. Andere Autoren vertreten die Hypothese, daß Mutationen des K-ras-Onkogens nur eine geringe Wirkung auf die neoplastische Transformation haben [83]. Diese Autoren unterstützen zwar die Idee der multifaktoriellen Tumorgenese, welche Wachstumsfaktoren, Wachstumsfaktorrezeptoren, Onkogene und Tumorsuppressorgene beinhaltet, sie weisen jedoch darauf hin, daß die Summe der Veränderungen wichtiger ist als die Reihenfolge, in welcher diese Veränderungen auftreten [84].
Das frühe Auftreten von K-ras-Mutationen in der Transformation von Pankreaszellen macht sie zu einem potentiellen Kandidaten für einen diagnostischen Gentest. Die Suche nach K-ras-Mutationen könnte die diagnostische Sensitivität von Feinnadelaspiration oder Bürstenzytologie des Pankreasganges erhöhen und so zu einer entscheidend früheren Diagnose des Pankreaskarzinoms beitragen.

Schlußfolgerung

Molekularbiologische Untersuchungstechniken haben in den vergangenen 5 Jahren zu einer wesentlichen Erweiterung unseres Wissens über die Pathophysiologie des Pankreaskarzinoms beigetragen. Wir verstehen nun, daß die verstärkte Expression von Wachstumsfaktoren und ihren Rezeptoren sowie die Mutationen von Protoonkogenen und Tumorsuppressorgenen den Pankreaskarzinomzellen einen erheblichen Wachstumsvorteil verschaffen, der zu einer Tumorprogression führt und der auch für die Resistenz des Tumors gegenüber Therapieformen wie Chemotherapie, Radiotherapie oder Hormontherapie verantwortlich sein könnte. Eine ganze Reihe von Studien konnten zeigen, daß molekulare Veränderungen beim Pankreaskarzinom mit einer erhöhten Tumoraggressivität und einer kürzeren postoperativen Überlebenszeit verbunden sind. Molekularbiologische Techniken erlauben eine Selektion von Patienten mit einer schlechteren Prognose, welche von einer aggressiveren Chirurgie und postoperativen adjuvanten Therapien profitieren könnten.
Weitere molekulare Untersuchungen sind beim Pankreaskarzinom notwendig, um diejenigen Veränderungen herauszuarbeiten, die Ansatzpunkte für sensitivere und spezifischere Diagnostik sowie für neue Therapieformen bilden. Hierdurch kann es gelingen, daß wir in Zukunft unseren Patienten eine effektivere kurative und palliative Therapie ihrer Tumorerkrankung anbieten können.

Literatur

1 Friess H, Büchler M, Beglinger C, Krüger M, Beger HG: Low-dose octreotide treatment is not effective in patients with advanced pancreatic cancer. Pancreas 1993;8:540–544.
2 National Cancer Institute: Annual cancer statistics review 1973–1988. Bethesda, Md, Department of Health and Human Services, 1991 (NIH publication no. 91–2789).
3 Silverberg E, Lubera JA: Cancer statistics. Cancer J Clin 1989;3:3–39.
4 Warshaw AL, Fernandes-Del Castillo C: Pancreatic carcinoma. N Engl J Med1992;326:455–465.
5 Moertel CG, Childs DS, Reitemeier RJ, Colby MY, Holbrook M: Combined 5-fluorouracil and supervoltage radiation therapy of locally unresectable gastrointestinal cancer. Lancet 1962;ii:865–900.
6 Neoptolemos JP (ed): Cancer of the pancreas. Baillieres Clin Gastroenterol 1990.
7 Andrén-Sandberg A: Treatment with an LHRH analogure in patients with advanced pancreatic cancer. Acta Chir Scand 1990;156:549–551.
8 Büchler M, Friess H, Schultheiss KH, Gebhardt Ch, Kübel R, Muhrer KH, Winkelmann M, Wagener T, Klapdor R, Kaul M, Müller G, Schulz G, Beger HG: A randomized controlled trial of adjuvant immunotherapy (muriue monoclonal antibody 494/32) in resectable pancreatic cancer. Cancer 1991;68: 1507–1512.
9 Friess H, Büchler M, Schulz G, Berger HG: Therapie des Pankreaskarzinoms mit dem monoklonalen Antikörper BW 494/32: Erste klinische Ergebnisse. Immun Infekt 1989;17:24–26.
10 Friess H, Büchler M, Krüger M, Berger HG: Treatment of duct carcinoma of the pancreas with the LH-RH analogue buserelin. Pancreas 1992;7:516–521.
11 Glinsmann-Gibson BJ, Korc M: Regulation of transforming growth factor-alpha mRNA expression in T_3M_4 human pancreatic carcinoma cells. Pancreas 1991;6:142–149.
12 Korc M, Meltzer P, Trent J: Enhanced expression of epidermal growth factor receptor correlates with alterations of chromosome 7 in human pancreatic cancer. Proc Natl Acad Sci USA 1989;83:5141–5144.
13 Korc M, Finman JE: Attenuated processing of epidermal growth factor in the face of marked degradation of transforming growth factor alpha. J Biol Chem 1989;264:14990–14999.
14 Coussens L, Yank-Feng TL, Liao YC, Chen E, Gray A, McGrath J, Seeburg PH, Libermann TA, Schlessinger J, Francke U: Tyrosine kinase receptor with extensive homology to EGF receptor shares chromosomal location with neu oncogene. Science 1985;230:1132–1139.
15 Kraus MH, Issing W, Miki T, Popescu NC, Aaronson SA: Isolation and characterization of ERBB3, a third member of the ERBB/epidermal growth factor receptor family: Evidence for overexpression in a subset of human mammary tumors. Proc Natl Acad Sci USA1989;86:9193–9197.
16 Plowman GD, Culouscou JM, Whitney GS, Green JM, Carlton GW, Foy L, Neubauer MG, Shoyab M: Ligand specific activation of HER4/p180erbB4, a fourth member of the epidermal growth factor receptor family. Proc Natl Acad Sci USA 1993;90: 1746–1750.
17 Schlessinger J, Ullrich A: Growth factor signaling by receptor tyrosine kinases. Neuron 1992;9:383–391.
18 Barton CM, Hall PA, Hughes CM, Gullick WJ, Lemoine NR: Tansforming growth factor alpha and epidermal growth factor in human pancreatic cancer. J Pathol 1991;163:111–116.
19 Ciccodicola A, Dono R, Obici S, Simeone A, Zollo M, Persico MG: Molecular characterization of a gene of the ‚EGF family' expressed in undifferentiated human NTERA2 teratocarcinoma cells. EMBO J 1989;8:1987–1991.
20 Higashiyama S, Abraham JA, Miller J, Fiddes JC, Klagsbrun M: A heparin-binding growth factor secreted by macrophage-like cells that is related to EGF. Science 1991;251:936–939.
21 Plowman GD, Green JM, McDonald VL, Neubauer MG, Disteche CM, Todaro GJ, Shoyab M: The amphiregulin gene encodes a novel epidermal growth factor-related protein with tumor-inhibitory activity. Mol cell Biol 1981;10:1969–1981.
22 Aaronson SA: Growth factors and cancer. Science 1991;254:1146–1153.

23 Libermann TA, Nusbaum HR, Razon N, Kris R, Lax I, Soreq H, Whittle N, Waterfield MD, Ullrich A, Schlessinger J: Amplification, enhanced expression, and possible rearrangement of the EGF receptor gene in primary human brain tumors of glial origin. Nature 1985;313:144–147.
24 Korc M, Chandrasekar B, Yamanaka Y, Friess H, Büchler M, Beger HG: Overexpression of the epidermal growth factor receptor in human pancreatic cancer is associated with concomitant increase in the levels of epidermal growth factor and transforming growth factor alpha. J Clin Invest 1992;90: 1352–1360.
25 Yamanaka Y, Friess H, Kobrin MS, Büchler M, Beger HG, Korc M: Coexpression of epidermal growth factor receptor and ligands in human pancreatic cancer is associated with enhanced tumor aggressiveness. Anticancer Res 1993;13:565–570.
26 Friess H, Berberat P, Schilling M, Kunz J, Korc M, Büchler MW: Pancreatic cancer: The potential clinical relevance of alterations in growth factors and their receptors. J Mol Med 1996;74:35–42.
27 Shing Y, Christofori D, Hanahan D, Ono Y, Sasada R, Igarashi K, Folkman J: Betacellulin: A mitogen from pancreatic b cell tumors. Science 1993;259: 1604–1607.
28 Yokoyama M, Funatomi H, Kobrin MS, Ebert M, Friess H, Büchler MW, Korc M: Betacellulin, a member of the epidermal growth factor family, is overexpressed in human pancreatic cancer. Int J Oncol 1995;7:825–829.
29 Ebert M, Yokoyama M, Kobrin MS, Friess H, Lopez M, Büchler MW, Johnson GR, Korc M: Induction and expression of amphiregulin in human pancreatic cancer. Cancer Res 1994;54:3959–3962.
30 Yokoyama M, Ebert M, Funatomi H, Friess H, Büchler MW, Johnson GR, Korc M: Amphiregulin is a potent mitogen in human pancreatic cancer cells: Correlation with patient survival. Int J Oncol 1995;6:625–631.
31 Yokoyama M, Funatomi H, Hope C, Damm D, Friess H, Büchler MW, Abraham J, Korc M: Heparin-binding EGF-like growth factor expression and biological action in human pancreatic cancer cells. Int J Oncol 1996;8:289–295.
32 Hall PA, Hughes CM, Staddon SL, Richman PI, Gullick WJ, Lemoine NR: The c-erbB2 protooncogene in human pancreatic cancer. J Pathol 1990; 161:1995–2000.
33 Yamanaka Y, Friess H, Kobrin MS, Büchler M, Kunz J, Beger HG, Korc M: Overexpression of HER2/neu oncogene in human pancreatic cancer. Human Pathol 1993;24:1127–1134.
34 Holmes WE, Sliwkowski MX, Akita RW: Indentification of heregulin, a specific activator of p185erbB2. Science 1992;256:1205–1210.
35 Marchionni MA, Goodearl ADJ, Chen MS: Glial growth factors are alternatively spliced erbB2 ligands expressed in the nervous system. Nature 1993;362:312–318.
36 Peles E, Ben-Levy R, Tzahar E, Liu N, Wen D, Yarden Y: Cell-type specific interaction of Neu differentiation factor (NDF/heregulin) with Neu/Her-2 suggests complex ligand-receptor relationships. EMBO J 1993;12:961–971.
37 Lemoine NR, Lobresco M, Leung H, Barton C, Hughes CM, Prigent SA, Gullick WJ, Klöppel G: The erbB-3 gene in human pancreatic cancer. J Pathol 1992;168:269–273.
38 Friess H, Yamanaka Y, Kobrin MS, Do AD, Büchler MW, Korc M: Enhanced erbB-3 expression in human pancreatic cancer correlates with tumor progression. Clin Cancer Res 1995;1:1413–1420.
39 Massague J: The transforming growth factor-beta family. Ann Rev Cell Biol 1990;6:597–641.
40 Massague J, Cheifetz S, Laiho M, Ralph DA, Weiss FMB, Zentella A: Transforming growth factor-beta: Cancer Surveys 1992;12:81–103.
41 Roberts AB, Sporn MG, Assoian RK, Smith JM, Roche NS: Transforming growth factor type-b: Rapid induction of fibrosis and angiogenesis *in vivo* and stimulation of collagen formation *in vitro*. Proc Natl Acad Sci USA 1986;83:4167–4171.
42 Sporn MB, Roberts AB: Transforming growth factor-ß: Recent progress and new challenges. J Cell Biol 1992;119:1017–1021.
43 Steiner MS, Barrack ER: Transforming growth factor-ß1 overproduction in prostate cancer: Effects on growth *in vivo* and *in vitro*. Mol Endocrinol 1992;6:15–25.
44 Takahasi K, Suzuki K, Ono T: Loss of growth inhibitory activity of TGF-ß toward normal human mammary epithelial cells grown within collagen gel matrix. Biochem Biophys Res Commun 1990; 173:1239–1247.
45 Friess H, Yamanaka Y, Büchler M, Ebert M, Beger HG, Gold LI, Korc M: Enhanced expression of transforming growth factor-beta isoforms in pancreatic cancer correlates with decreased survival. Gastroenterology 1993;105:1846–1856.
46 Friess H, Yamanaka Y, Büchler M, Beger HG, Kobrin MS, Baldwin RL, Korc M: Enhanced expression of the type II transforming growth factor-beta receptor in human pancreatic cancer cells without alteration of type III receptor expression. Cancer Res 1993;53:775–785.
47 Lin HY, Wang X-F, Ng-Eaton E; Weinberg RA, Lodish HF: Expression cloning of the TGF-β type II receptor, a functional transmembrane serine/threonine kinase. Cell 1992;68:2704–2707.
48 Wrana JL, Attisano L, Carcamo J, Zentella A, Doody J, Laiho M, Wang X-F, Massague J: TGF-β signals through a heteromeric protein kinase receptor complex. Cell 1992;71:1003–1014.
49 Baldwin RL, Friess H, Yokohama M, Lopez ME, Kobrin MS, Büchler MW, Korc M: Attenuated ALK5 receptor expression in human pancreatic cancer: Correlation with resistance to growth inhibition. Int J Cancer 1996;67:283–288.
50 Yamanaka Y, Friess H, Büchler M, Beger HG, Gold LI, Korc M: Synthesis and expression of transforming growth factor-beta 1, beta 2 and beta 3 in the endocrine and exocrine pancreas. Diabetes 1993;42:746–756.
51 Bouche G, Gas N, Prats H, Baldin V, Tauber JP, Teissie J, Amalrie F: Basic fibroblast growth factor enters the nucleus and stimulates the transcription of ribosomal genes in ABAE cells undergoing G0-G1 transition. Proc Natl Acad Sci USA 1987;84: 6770–6774.
52 Folkman J; Klagsbrun M: Angiogenic factors. Science 1987;235:442–447.
53 Gospoderowicz D, Neufeld G, Schweigerer L: Molecular and biological characterization of fibroblast growth factor, an angiogenic factor which also controls the proliferation and differentiation of mesoderm and neurectoderm derived cells. Cell Diff 1986;19:1–17.
54 Gospoderowicz D; Ferrara N, Schweigerer L, Neufeld G: Structural characterization and biological functions of fibroblast growth factor. Endocrine Rev 1987;8:95–114.
55 Klagsbrun M: The fibroblast growth factor family: Structural and biological properties. Prog Growth Factor Res 1989;1:207–235.
56 Kobrin MS, Yamanaka Y, Friess H, Lopez ME, Korc M: Aberrant expression of the type I fibroblast growth factor receptor in human pancreatic adenocarcinomas. Cancer Res 1993;53:4741–4744.
57 Friess H, Kobrin MS, Korc M: Acidic and basic fibroblast growth factors and their receptors are expressed in the human pancreas (abstract). Pancreas 1992;7:737.
58 Chandrasekar B, Korc M: Binding and biological actions of acidic and basic fibroblast growth factors in isolated rat pancreatic acini (abstract). Gastroenterology 1992;102:A725.
59 Yamanaka Y, Friess H, Büchler M, Beger HG, Uchida E, Onda M, Kobrin MS, Korc M: Overexpression of acidic and basic fibroblast growth factors in human pancreatic cancer correlates with advanced tumor stage. Cancer Res 1993;53:5289–5296.
60 Bellosta P, Talarico D; Rogers D, Basilico C: (1993) Cleavage of K-FGF produces a truncated molecule with increased biological activity and receptor binding affinity. J Cell Biol 1993;121:705–713.
61 Fu Y-M, Spirito P, Yu Z-X, Biro S, Sasse J, Lei J, Ferrans VJ, Epstein SE, Casscells W: Acidic fibroblast growth factor in the developing rat embryo. J Cell Biol 1991;114:1261–1273.
62 Shimoyama Y, Gotoh M, Ino Y, Sakamoto M, Kato K, Hirohashi S: Characterization of high-molecular-mass forms of basic fibroblast growth factor produced by hepatocellular carcinoma cells: Possible involvement of basic fibroblast growth factor in hepatocarcinogenesis. Jpn J Cancer Res 1991;82:1263–1270.
63 Bugler B, Amalrie F, Prats H: Alternative initiation of translation determines cytoplasmic or nuclear localization of basic fibroblast growth factor. Mol Cell Biol 1991;11:573–577.
64 Finch P, Rubin J, Miki T, Ron D, Aaronson S: Human KGF is FGF-related with properties of a paracrine effector of epithelial growth. Science 1989;245:752–755.
65 Sidiqi I, Funatomi H, Kobrin MS, Friess H, Büchler MW, Korc M: Increased expression of keratinocyte growth factor in human pancreatic cancer. Biochem Biophys Res Commun 1995;215:309–315.
66 Westermark B, Heldin CH: Platelet-derived growth factor in autocrine transformation. Cancer Res 1991;51:5087–5092.
67 Siegbahn A, Hammacher A, Westermark B, Heldin CH: Differential effects of the various isoforms of platelet-derived growth factor on chemotaxis of fibroblasts, monocytes, and granulocytes. J Clin Invest 1990;85:916–920.
68 Ebert M, Yokoyama M, Friess H, Kobrin MS, Büchler MW, Korc M: Induction of platelet-derived growth factor A and B chains and over expression of their receptors in human pancreatic cancer. Int J Cancer 1995;62:529–535.
69 Levine A: The p53 tumour suppressor gene and product. Cancer Surveys 1992;12:59–79.
70 Vogelstein B, Kinzler KW: p53 function and dysfunction. Cell 1992;70:523–526.

71 Hollenstein M, Sidransky D, Vogelstein B, Harris CC: p53 mutations in human cancers. Science 1991;253:49–53.

72 Levine AJ, Momand J, Finaly CA: The p53 tumour suppressor gene. Nature 1991;351:453–456.

73 Levine AJ: The 1993 Walter Hubert Lecture: The role of the p53 tumour-suppressor gene in tumorigenesis. Br J Cancer 1994;69:409–416.

74 Barton CM, Staddon SL, Hughes CM, Hall PA, O'Sullivan C, Klöppel G, Theis B, Russel RCG, Neoptolemos J, Williamson RCN, Lane DP, Lemoine NR: Abnormalities of the p53 tumor suppressor gene in human pancreatic cancer. Br J Cancer 1991;64:1076–1082.

75 Casey G, Yamanaka Y, Friess H, Kobrin MS, Lopez ME, Büchler M, Beger HG, Korc M: p53 mutations are common in pancreatic cancer and are absent in chronic pancreatitis. Cancer Lett 1993;69:151–160.

76 Diller L, Kassel J, Nelson CE, et al: p53 functions as a cell cycle control protein in osteosarcoma. Mol Cell Bid 1990;10:5772–5781.

77 Yokoyama M, Yamanaka Y, Friess H, Büchler M, Korc M: p53 expression in human pancreatic cancer correlates with enhanced biological aggressiveness. Anticancer Res 1994;14:2477–2484.

78 Laurent-Puig P, Lubin R, Semhoun-Ducloux S, et al: Antibodies against p53 protein in serum of patients with benign or malignant pancreatic and biliary diseases. Gut 1995;36:455–458.

79 Grünewald K, Lyons J, Fröhlich A, Feichtinger H, Weger RA, Schwab G, Janssen JWG, Bartram CR: High frequency of Ki-ras codon 12 mutations in pancreatic adenocarcinomas. Int J Cancer 1989;43:1037–1041.

80 Lemoine NR, Jain S, Hughes CM, Staddon SL, Maillet B, Hall PA, Kloppel G: Ki-ras oncogene activation in preinvasive pancreatic cancer. Gastroenterology 1992;102:230–236.

81 Schaeffer B, Zunlo J, Longnecker DS: Activation of c-K-ras is not detectable in adenomas or adenocarcinomas arising in the rat pancreas. Mol Carcinog 1990;3:165–170.

82 Pellegata NS, Sessa F, Renault B, Bonato M, Leone BE, Solcia E, Ranzani GN: K-ras and p53 gene mutations in pancreatic cancer: Ductal and nonductal tumors progress through different genetic lesions. Cancer Res 1994;54:1556–1560.

83 Vogelstein B, Kinzler KW: The multistep nature of cancer. Trends Genet 1993;9:138–141.

84 Fearon ER, Vogelstein B: A genetic model for colorectal tumorigenesis. Cell 1990;61:759–767.

Chirurgische Gastroenterologie
mit interdisziplinären Gesprächen

Chir Gastroenterol 1997;13(suppl 1):24–32

J. Kleeff
H. Friess
M.W. Büchler

Klinik für Viszerale und Transplantationschirurgie, Universität Bern, Inselspital, Bern, Schweiz

Technik und Ergebnisse der chirurgischen Therapie beim Pankreaskarzinom

Schlüsselwörter
Pankreaskarzinom · Duodenopankreatektomie (klassische, pyloruserhaltende) · Pankreatektomie (regionale, totale) · Palliative Chirurgie

Zusammenfassung
Aufgrund der Fortschritte in der Pankreaschirurgie können heute resezierende Eingriffe am Pankreas mit niedriger Mortalität und Morbidität durchgeführt werden. Die Indikation für eine kurative oder palliative Resektion beim Pankreaskarzinom kann deshalb großzügiger als früher gestellt werden. Beim Pankreasschwanz-/-korpuskarzinom ist eine Pankreaslinksresektion als Standardoperation anzusehen. Standardoperationen beim Pankreaskopfkarzinom sind die klassische oder die pyloruserhaltende Duodenopankreatektomie. Die pyloruserhaltende Operation sollte bevorzugt werden, da sie bei gleicher Überlebenszeit den Patienten eine bessere postoperative Lebensqualität ermöglicht. Bei dem heute sicheren Stand der Pankreaschirurgie sollte man aber bei allen operablen Patienten auch eine palliative chirurgische Resektion in Erwägung ziehen. Hinsichtlich der anderen, seltener angewandten Operationsverfahren, wie der regionalen oder totalen Pankreatektomie, gibt es nicht genügend Vergleichsdaten, um diese Therapiemodalitäten abschließend beurteilen zu können. Beide Verfahren scheinen jedoch die Prognose nicht wesentlich zu verbessern und sollten daher aufgrund ihrer höheren perioperativen Morbidität nur in Einzelfällen Anwendung finden. Die chirurgische Therapie kann auch als palliatives Verfahren zur Beseitigung biliärer oder duodenaler Obstruktionen bei nichtresektablen Tumoren mit durchschnittlicher Überlebenszeit der Patienten von 4–6 Monaten eingesetzt werden. Beim Vorliegen von Fernmetastasen bieten sich interventionelle Therapieverfahren (endoskopischer, transhepatischer Gallenwegsstent) als Alternative an.

Key Words
Pancreatic cancer · Pancreatoduodenectomy (Whipple's resection) · Pylorus-preserving partial pancreatoduodenectomy · Pancreatectomy (regional, total) · Palliative surgery

Summary
Due to the progress in pancreatic surgery, resections of the pancreas can now be performed with a low mortality and morbidity rate. This allows more aggressive indications for curative or palliative resection of pancreatic carcinomas. Pancreatic left resection is the standard operation for carcinomas in the body or tail of the pancreas. Pancreatoduodenectomy (Whipple's resection) or pylorus-preserving partial pancreatoduodenectomy are the standard operations for carcinomas in the pancreatic head. The pylorus-preserving technique is preferable, because it offers a better quality of life for the patients without compromising chances of survival. With today's safe standard of pancreatic surgery, palliative resection of pancreatic cancer should be considered as an option for all patients suitable for surgery. There is still a lack of information regarding the less frequently used types of resection such as regional or total pancreatectomy. It seems that both procedures do not improve survival and they should not be used routinely because of a significantly higher perioperative mortality. Surgery can be used as a palliative technique for biliary or duodenal obstruction due to nonresectable tumors in patients whose median survival time in only 4–6 months. If distant metastases are present, interventional therapy options (endoscopic transhepatic bile duct stenting) are a good alternative to surgery.

Einleitung

Das Pankreaskarzinom ist einer der aggressivsten menschlichen Tumoren. Durch den anfangs symptomarmen klinischen Verlauf und das rasche Wachstum wird die Diagnose eines Pankreaskarzinoms häufig erst in fortgeschrittenen Stadien möglich. Dies trägt zu der extrem schlechten Prognose dieses Tumors bei. Die Inzidenz des Pankreaskarzinoms ist in den letzten Jahren stetig gestiegen und beträgt heute etwa 8–12 Neuerkrankungen auf 100 000 Einwohner pro Jahr [1,2]. In den westlichen Industrie-

KARGER

Fax (0761) 4520714
http://www.karger.ch

Prof. Dr. M.W. Büchler
Klinik für Viszerale und Transplantationschirurgie
Universität Bern
Inselspital
CH-3010 Bern

nationen steht das Pankreaskarzinom damit an 4.–5. Stelle der Mortalität an malignen Tumoren [3]. Ob die Zunahme der Inzidenz des Pankreaskarzinoms einer wirklichen Zunahme der Erkrankungshäufigkeit entspricht oder ob sie vielmehr verbesserte diagnostische Möglichkeiten widerspiegelt, ist nicht vollständig geklärt. Da konservative onkologische Strategien wie Radio- und/oder Chemotherapie keinen positiven Einfluß auf die Überlebenszeit der Pankreaskarzinompatienten zeigen, bleiben resezierende Verfahren die einzige Behandlungsoption, die eine Aussicht auf Heilung bieten [4–7]. In der größten für Pankreaskarzinome erstellten Übersichtsarbeit faßte Gudjonsson 1987 die Ergebnisse der chirurgischen Therapie beim Pankreaskarzinom zusammen [8]. Von 4100 Patienten, deren Tumoren reseziert werden konnten, überlebten nur 144 (3,5%) 5 Jahre. Der Autor schloß aus diesen Zahlen, daß die chirurgische Therapie – obwohl notwendig für die Diagnose und die palliative Behandlung dieser Erkrankung – nur einen so geringen Einfluß auf das Überleben der Patienten hatte, daß Resektionen unter kurativem Ansatz nicht möglich sind. Seit dieser ersten großen Übersicht sind neuere Zahlen veröffentlicht worden, die günstigere Ergebnisse der Resektion in kurativer Intention belegen. So wurden von Trede et al. 5-Jahres-Überlebensraten von 24% bei 133 resezierten Patienten berichtet [9]. In einer ähnlichen Größenordnung liegen Zahlen von Cameron et al., die 5-Jahres-Überlebensraten von 19% bei 89 Pankreaskarzinompatienten nach chirurgischer Resektion ermittelten [10]. Zusätzlich zeigen genauere Untersuchungen, daß sich die Prognose in einigen Subgruppen von Pankreaskarzinompatienten deutlich besser darstellt: So haben Patienten mit sehr kleinen Tumoren (Durchmesser 2 cm oder kleiner) 5-Jahres-Überlebensraten von 30% [11]. Patienten ohne Residualtumor oder Patienten, bei denen der Tumor nicht von großen Gefäßen disseziert werden mußte, zeigten eine 5-Jahres-Überlebensrate von 36% [9], und Patienten ohne Lymphknotenmetastasen hatten eine beachtliche 57%ige Wahrscheinlichkeit, die ersten 5 Jahre nach Resektion des Pankreaskarzinoms zu überleben [10]. Zur gleichen Zeit konnte die hohe Mortalitätsrate (die durchschnittliche operative Mortalität in der Übersicht von Gudjonsson betrug 18%) und die hohe perioperative Morbidität, die früher mit der Pankreaskarzinomchirurgie verbunden war, drastisch reduziert werden. Die Mortalität der Duodenopankreatektomie beträgt nun in vielen Zentren deutlich weniger als 5% [9,12–16]. Gleichzeitig konnte auch die Rate an peri- und postoperativen Komplikationen deutlich gesenkt werden. Diese positive Entwicklung in der Pankreaskarzinomchirurgie hat dazu geführt, daß heute mehr Karzinome reseziert werden als noch vor einigen Jahren. Man erreicht heute bereits Resektabilitätsraten von bis zu 40% [7,17], während vor 10 Jahren Resektionsraten von maximal 13% möglich waren [18]. Das Langzeitüberleben von Patienten mit einem resezierten Pankreaskarzinom ist aber immer noch unbefriedigend; es hat sich insgesamt nur wenig verbessert. Heute bestehen 5-Jahres-Überlebensraten von 10–24% [3,7,10,19]. Vielversprechendere Resultate werden für erweiterte Resektionen im Frühstadium des Pankreaskarzinoms aus Japan berichtet. Mit aggressiver, erweiterter Pankreasresektion werden nach kurativer Operation Überlebensraten von über 30% erzielt [20,21]. Diese Fortschritte in der Pankreaskarzinomchirurgie berechtigen uns, die Indikation für die Resektion von Pankreaskarzinomen neu zu überprüfen [22,23].

Chirurgische Therapie beim Pankreaskarzinom

Klassische Duodenopankreatektomie (Operation nach Whipple)
Die Duodenopankreatektomie, wie sie von Kausch [24] erstmals 1912 beschrieben und von Whipple [25] weiterentwickelt wurde, ist immer noch die Standardoperation für Pankreaskopfkarzinome sowie auch für Papillenkarzinome oder Tumoren des distalen Gallenganges. Die Operation besteht aus einer En-bloc-Resektion des Pankreaskopfes, des Duodenums zusammen mit einem kurzen Segment des proximalen Jejunums, des Ligamentum hepatoduodenale, der angrenzenden Lymphknoten, des distalen Magens mit der rechten Hälfte des Omentum majus und der Gallenblase mit dem distalen Anteil des Gallenganges.

Operationstechnik
Wir bevorzugen in unserer Klinik die mediane Laparotomie. Wenn eine systematische Palpation von Leber, Pankreas, des Ligamentum hepatoduodenale und der Mesenterialwurzel keinen Hinweis auf Metastasen zeigt, wird die weitere Präparation des Resektionsgebietes durchgeführt. Die rechte Kolonflexur wird mobilisiert, anschließend erfolgt die Mobilisation des Duodenums nach Kocher. Nach Durchtrennung des gastrokolischen Ligamentes ist die Bursa omentalis weit eröffnet und die Vorderfläche des Pankreas stellt sich dar. Lymphknotenbiopsien werden entlang der Pfortader, des oberen Randes des Pankreas und des Duodenums entnommen. Das Pankreas wird vorsichtig mobilisiert und von der Vena mesenterica superior und angrenzenden Strukturen freipräpariert. Die Resektion beginnt mit einer Cholezystektomie, der Ductus hepaticus communis wird an der Einmündung des Ductus cysticus abgesetzt. Der Gallengang wird nach unten von Lymphgewebe freipräpariert. Eine partielle Gastrektomie ist der nächste Schritt. Das Omentum minus wird zusammen mit dem Ligamentum gastrocolicum und dem Omentum majus von der großen und kleinen Kurvatur des Magens abpräpariert und die Arteria gastroduodenalis durchtrennt. Eine 50%ige distale Resektion des Magens wird mit einem automatischen Klammergerät durchgeführt und anschließend der Resektionsrand übernäht. Das Pankreas wird links von der Vena mesenterica superior durchtrennt. Falls der Tumor die Resektionsgrenze überschreitet, führen wir eine totale Pankreatektomie durch. Der Pankreaskopf wird durch Dissektion des retropankreatischen Gewebes einschließlich der Venen und der hinteren pankreatoduodenalen Arterien mobilisiert. Wenn der Tumor die Vena mesenterica superior infiltriert, kann eine segmentale Resektion der Vene mit einer End-zu-End-Anastomose vorgenommen werden. Das Duodenum wird vollständig nach distal freipräpariert und der proximale Anteil des Jejunums abgesetzt. Das Resektat mit dem Pankreaskarzinom kann so komplett entfernt werden. Zusätzlich wird eine extensive Lymphknotendissektion durchgeführt.

Die Rekonstruktion beginnt mit einer Pankreatojejunostomie. Das obere Ende des Jejunums wird retrokolisch mit einer zweireihigen End-zu-End- oder End-zu-Seit-Anastomose in Einzelknopfnaht mit dem Pankreas verbunden. Ungefähr 10–12 cm weiter distal wird eine End-zu-Seit-Hepatikojejunostomie mit einer einreihigen Einzelknopfnaht durchgeführt. Die nächste Anastomose besteht aus einer End-zu-Seit-Gastrojejunostomie etwa 30–40 cm distal der Gallenwegsanastomose wiederum in zwei Reihen. Als letzter Schritt der Rekonstruktion erfolgt eine Braunsche Fußpunktanastomose.

Pankreasanastomose

Es gibt noch keine klare Aussage darüber, welche die beste Technik für die Pankreasanastomose ist. Einige wenige Chirurgen verbinden den Pankreasstumpf mit dem Magen [26], während die Mehrzahl der Chirurgen eine Pankreatojejunostomie bevorzugen [19,27]. Die Pankreatojejunostomie beinhaltet eine Pankreasgang-Mukosa-Anastomose oder eine Invagination des Pankreas in das Jejunum. Ein intraduktaler Stent kann die Anastomose zusätzlich schützen [28]. Keine Technik zeigte sich klar überlegen, so daß es wohl im wesentlichen auf die Erfahrung und die operativen Fähigkeiten des Chirurgen ankommt. Wir führen in unserer Klinik eine End-zu-End oder End-zu-Seit-Pankreatojejunostomie mit einer zweireihigen Mukosa-zu-Mukosa-Einzelknopfnaht und resorbierbarem monophilem Nahtmaterial (z.B. PDS 4-0) durch. Wir verwenden keine Anastomosenstents. Zusätzlich applizieren wir peri- und postoperativ Octreotid, ein synthetisches Somatostatin-Analogon, welches die exokrine Pankreassekretion inhibiert. Die Octreotid-Behandlung kann die postoperative Morbidität nach elektiver Pankreaschirurgie signifikant reduzieren [29].

Ergebnisse

Die Resektabilitätsrate konnte in den vergangenen 20 Jahren in großen Zentren von rund 14 auf etwa 35% gesteigert werden. Fortschritte in der chirurgischen Technik haben zu einer erheblichen Abnahme der Morbidität und Mortalität in der Pankreaskarzinomchirurgie beigetragen. So liegt die perioperative Mortalität heutzutage unter 5% [9,11], in größeren Zentren ist die postoperative Mortalität sogar unter 2% gefallen [3,30]. Einige Studien berichten über 5-Jahres-Überlebensraten von 18–35% nach einer klassischen Duodenopankreatektomie [9,12]. Faßt man jedoch Patienten aller Tumorstadien zusammen, errechnet sich eine 5-Jahres-Überlebensrate von nur 10% nach Pankreaskarzinomresektion [3,10,20] (Tab. 1).

Pyloruserhaltende Duodenopankreatektomie

Die pyloruserhaltende partielle Duodenopankreatektomie (pp-Whipple) ist eine neue und weniger radikale Alternative zu der klassischen Duodenopankreatektomie. Walter Kausch, Chirurgieprofessor in Berlin, hat wahrscheinlich die erste pyloruserhaltende Pankreaskopfresektion am 15. Juni 1909 durchgeführt [24]. In seinem Originalbericht beschrieb er eine 2-Etappen-Operation zur Resektion eines periampullären Tumors. Er durchtrennte das Duodenum *distal* des Pylorus, die Rekonstruktion beinhaltete jedoch eine Gastroenterostomie, so das Kausch die Vorteile der Erhaltung des Pylorus nicht voll ausnutzte. Kenneth Watson, ein Chirurg aus East Surrey, England, wird allgemein als erster Chirurg betrachtet, der 1942 eine pyloruserhaltende Duodenopankreatektomie wegen eines Papillenkarzinoms durchführte. Er argumentierte damals, daß eine vollständige Erhaltung von Magen und Pylorus die Inzidenz von postoperativen Jejunalulzera sowie anderer Nebenwirkung einer partiellen Gastrektomie reduzieren und so auch die Lebensqualität dieser Patienten verbessern würde [45]. Diese Operationstechnik wurde von Waugh und Clagett aus der Mayo-Klinik übernommen, welche 1946 vier erfolgreich durchgeführte pyloruserhaltende Duodenopankreatektomien veröffentlichten [46]. Die Technik verbreitete sich in größerem Umfang nach 1978, als Traverso und Longmire über zwei operierte Fälle berichteten und, ähnlich wie Watson 40 Jahre früher, argumentierten, daß die pyloruserhaltende Duodenopankreatektomie gegenüber der klassischen Duodenopankreatektomie die gastrointestinalen Funktionen weniger beeinträchtigt [47]. Die pyloruserhaltende Duodenopankreatektomie wird heutzutage von vielen Chirurgen zur Behandlung der chronischen Pankreatitis, bei periampullären Karzinomen und bei Pankreaskopfkarzinomen durchgeführt [48].

Operationstechnik

Gegenüber der von Traverso und Longmire [49–51] beschriebenen Operationstechnik hat es nur geringfügige Veränderungen gegeben. Die pyloruserhaltende Duodenopankreatektomie folgt denselben Schritten wie die klassische Duodenopankreatektomie mit einigen wichtigen Ausnahmen. Die wichtigste ist der Erhalt der neurovaskulären Versorgung des Pylorus, was mit großer Vorsicht zu erfolgen hat [52,53]. Die zum Pylorus ziehenden Äste der Arteria gastrica sinistra, der A. gastroepiploica entlang der großen

Tab. 1. Mortalität und Überlebensraten nach klassischer Duodenopankreatektomie beim Pankreaskarzinom

Autoren	Jahr	Patienten n	Mortalität %	5-Jahres-Überlebensrate, %
Jones et al. [31]	1985	28	4	7
Grace et al. [13]	1986	30	4	3
Matsumo et Sato [32]	1986	28	7	8
Tarazi et al. [33]	1986	21	10	4
Connoly et al. [34]	1987	39	25	3
Bodner [35]	1988	274	6	11
Lygidakis et al. [36]	1989	111	2	–
Funovics et al. [37]	1989	100	13	5
Condie et al. [38]	1989	13	31	8
Trede et al. [9]	1990	133	2	24
Cameron et al. [10]	1991	52	9	19
Roder et al. [39]	1992	31	2	3
Baumel et al. [40]	1994	555	8	15
Beger et al. [7]	1994	101	4	9
Nitecki et al. [41]	1995	123	3	7
Wade et al. [42]	1995	252	8	9
Yeo et al. [43]	1995	201	5	21
Sperti et al. [44]	1996	77	15	10
Eigene Untersuchungen	1996	14	0	–

Kurvatur sowie die vagale Innervation des Pylorus müssen identifiziert und geschont werden. Das Ligamentum hepatoduodenale wird vorsichtig disseziert, die A. gastroduodenalis freigelegt und an ihrem Ursprung durchtrennt. Das Duodenum wird etwa 2–3 cm distal des Pylorus abgesetzt und das proximale Ende des Jejunums ungefähr 3 cm distal des Treitzschen Bandes reseziert. Zusätzlich wird eine extensive Lymphknotendissektion durchgeführt.

Im Rahmen der Rekonstruktion wird eine Pankreatojejunostomie, Hepatikojejunostomie und Duodenojejunostomie durchgeführt. In unserer Klinik verwenden wir je nach Pankreastextur eine End-zu-End- («hartes» Pankreas) oder End-zu-Seit- («weiches» Pankreas) Anastomose mit einer zweireihigen Einzelknopfnaht mit resorbierbarem monophilem Nahtmaterial.

Ungefähr 10 cm distal der Pankreatojejunostomie wird eine End-zu-Seit Hepaticojejunostomie einreihig durchgeführt. Die Rekonstruktion wird mit einer End-zu-End Duodenojejunostomie in zweireihiger Nahttechnik vervollständigt. Von einigen Chirurgen wird eine Pankreatogastrostomie als Alternative zur Pankreatojejunostomie bevorzugt, weil sie die Anastomosentechnik vereinfacht und eine endoskopische Untersuchung der Anastomose erlaubt [54,55].

Ergebnisse

Die pyloruserhaltende Duodenopankreatektomie hat eine Mortalitätsrate ähnlich der der klassischen Duodenopankreatektomie. In einer Übersicht von 339 Patienten aus verschiedenen Institutionen lag die operative Mortalität bei 3,8% [48]. Wir hatten in unserer Klinik keinen Todesfall in einer Serie von 28 konsekutiv durchgeführten pyloruserhaltenden Duodenopankreatektomie-Operationen wegen eines Pankreaskarzinoms. Analysen aus anderen Zentren für Pankreaschirurgie zeigen, daß kein Unterschied hinsichtlich der Mortalität oder Morbidität zwischen der pyloruserhaltenden und der klassischen Duodenopankreatektomie besteht [39,56]. Die Inzidenz von Pankreasfisteln und Blutungen, welche die zwei am meisten gefürchteten Komplikationen nach Duodenopankreatektomie darstellen, war im Vergleich der beiden Operationen nicht signifikant verschieden [39,56] (Tab. 2).

Tab. 2. Mortalität und Überlebensraten nach pyloruserhaltender Duodenopankreatektomie beim Pankreaskarzinom

Autoren	Jahr	Patienten n	Mortalität %	5-Jahres-Überlebensrate, %
Grace et al. [57]	1986	13	4	25
Braasch et al. [14]	1986	14	2	–
Cameron et al. [10]	1991	37	9	19
Klinkenbijl et al. [56]	1992	25	2	–
Roder et al. [39]	1992	22	2	0
Büchler et al. [3]	1993	19	5	9
Kozuschek et al. [58]	1993	24	8	19
Mosca et al. [59]	1994	76	8	12
Tsao et al. [60]	1994	22	2	7
Heise et al. [61]	1994	18	0	3
Nitecki et al. [41]	1995	16	3	7
Bern	1996	28	0	–

Nach Einführung der pyloruserhaltenden Duodenopankreatektomie wurden Zweifel geäußert, ob diese Operationstechnik bei Tumorerkrankungen ausreichend radikal ist [62,63]. Ein grundlegendes onkologisch-chirurgisches Prinzip ist es, den Primärtumor mit klaren Resektionsrändern zu entfernen. Beim Pankreaskarzinom ist jedoch der Pankreasresektionsrand nach links weit wichtiger als duodenale oder gastrale Resektionsgrenzen, welche mit deutlich geringerer Wahrscheinlichkeit in das Tumorgeschehen einbezogen sind. Die pyloruserhaltende Duodenopankreatektomie sollte also theoretisch keine wesentliche Einschränkung der Operationsradikalität darstellen [64]. Roder et al. [39] verglichen die Überlebenszeiten von Patienten mit pyloruserhaltender und klassischer Duodenopankreatektomie. Sie fanden keinen signifikanten Unterschied in den Überlebenszeiten der Patienten mit Tumorstadium I (UICC), jedoch hatten Patienten mit Tumorstadium III eine signifikant kürzere Überlebenszeit nach pyloruserhaltender Duodenopankreatektomie. Einschränkend ist zu erwähnen, daß diese Studie nur eine retrospektive Analyse war und an einer kleinen Patientenpopulation (16 versus 17 Patienten) durchgeführt wurde. Viele andere Studien haben in der Zwischenzeit gezeigt, daß kein statistisch signifikanter Unterschied in der Überlebenszeit der Patienten mit vergleichbaren Tumorstadien zwischen pyloruserhaltender und klassischer Duodenopankreatektomie besteht [10,56–58].

Immer noch kontrovers wird der klinische Effekt der pyloruserhaltenden Duodenopankreatektomie auf die gastrointestinale Funktion und die Lebensqualität des Patienten beurteilt. Eine verzögerte Magenentleerung ist relativ häufig nach Duodenopankreatektomie. Einige Chirurgen haben über eine erhöhte Häufigkeit dieser Komplikation nach Erhalt des Pylorus berichtet [39,48,65,66], andere Untersucher kamen aber zu gegenteiligen Ergebnissen [57,58]. Häufig war die verzögerte Magenentleerung nur vorübergehend, so daß die Magenfunktion sich unter konservativer Therapie innerhalb eines kurzen Zeitraumes in den meisten Fällen normalisierte [67,68]. In einer Übersicht von Grace et al. [48] litten nur 8,6% von 58 Patienten an persistierender Magenentleerungsstörung einige Monate nach pyloruserhaltender Duodenopankreatektomie. In unserer eigenen Klinik beobachteten wir eine verzögerte Magenentleerung bei 18% der Patienten nach einer pyloruserhaltenden Duodenopankreatektomie, verglichen mit einer Rate von 45% bei Patienten, die sich einer klassischen Duodenopankreatektomie unterzogen.

Totale Pankreatektomie

Die totale Pankreatektomie als Operationsmethode für Pankreaskarzinome wurde zum ersten Mal von Ross im Jahre 1954 [69] und von Porter im Jahre 1958 [70] beschrieben. In einem Überblick über diese Operation ermittelten Howard und Jordan 1960 eine Mortalitätsrate von 37%, woraufhin diese Operation von den meisten Chirurgen nicht mehr durchgeführt wurde [71]. Die Methode erweckte jedoch erneutes Interesse, als die klassische Duodenopankreatektomie die an sie gestellten Erwartungen, vor allem wegen einer erheblichen postoperativen Mortalität und eines schlechten Langzeitüberlebens der Patienten, nicht erfüllen konnte. Technisch besteht die Operation aus einer Kombination der klassischen Duodenopankreatektomie und einer distalen Pankreatektomie. Das Pankreas wird vollständig mobilisiert, und die Lymphknoten in der Umgebung der linken A. gastrica, der A. lienalis und des Truncus coeliacus werden entfernt. Die Rekonstruktion ist einfacher. Sie besteht aus einer End-zu-Seit-Hepatikojejunostomie und einer Gastrojejunostomie. Ein Argument für die totale Resektion des Pankreas ist eine mögliche Multizentrizität des Tumors innerhalb des Pankreas, was von einigen Autoren als häufiges [16,21,72,73], von anderen jedoch als seltenes Ereignis beschrieben wird [74,75]. Das Fehlen einer Pankreasanastomose bei der totalen Pankreatektomie verhindert Anastomoseninsuffizienzen und Pankreasfisteln, welche früher häufiger auftraten und zur Morbidität und Mortalität pankreasresezierender Operationen erheblich beitrugen. Ein drittes Argument für die totale Pankreatektomie war die Durchführung einer erweiterten Lymphadenektomie mit einer besseren, d. h. einer radikaleren Tumoroperation. Erste Studien zeigten vielversprechende Resultate [21,76], aber es wurde bald offensichtlich, daß die postoperative Mortalität mindestens so hoch war wie bei der klassischen Duodenopankreatektomie [34,77,78] und daß die totale Pankreatektomie keinen Vorteil im Hinblick auf das Langzeitüberleben der Patienten im Vergleich zur klassischen Duodenopankreatektomie bot [77,79,80]. Außerdem verursachte die totale Pankreatektomie schwerwiegende metabolische Störungen, wie einen kaum oder nur schwer einstellbaren Diabetes mellitus. Einzelne Todesfälle sind aufgrund eines dekompensierten Diabetes mellitus beschrieben worden [16,73,78]. Heute können Pankreasanastomosen in erfahrenen Händen mit einem äußerst niedrigen Komplikationsrisiko durchgeführt werden, so daß die totale Pankreatektomie keinen Vorteil gegenüber der klassischen Duodenopankreatektomie bei der Behandlung des Pankreaskarzinoms zeigt und deswegen von der überwiegenden Zahl der führenden Pankreaschirurgen als obsolet betrachtet wird [79–81].

Subtotale Pankreasresektion

Aufgrund der unzureichenden Ergebnisse der totalen Pankreatektomie entwickelten Gall et al. [82] die Technik der subtotalen Pankreatektomie, besonders auch im Hinblick auf die metabolischen Störungen als Folge der totalen Pankreatektomie. Der subtotalen Pankreatektomie liegt die Beobachtung zugrunde, daß der Pankreasschwanz und die dort lokalisierten Lymphknoten selten von Karzinomgewebe infiltriert sind [82,83]. Die Operationstechnik ist ähnlich der klassischen Duodenopankreatektomie, die Resektion des Pankreas erfolgt jedoch weiter nach links ausgedehnt, so daß nur ein etwa 5 cm großer Anteil des Pankreasschwanzes erhalten bleibt. Das Resektat wird zusammen mit den regionalen Lymphknoten en bloc entfernt. Der Rest des Pankreasschwanzes wird ohne Pankreasanastomose blind vernäht, so daß zur Rekonstruktion nur eine End-zu-Seit-Hepatikojejunostomie und eine Gastroenterostomie benötigt werden. Insgesamt gibt es nur wenig Erfahrung mit dieser Operationstechnik, da sie nur in wenigen Zentren Anwendung findet und keine oder kaum Langzeitresultate vorliegen [20,82,84]. Die postoperative Morbidität und Mortalität scheint mit der nach klassischer Duodenopankreatektomie vergleichbar zu sein. In der größten Serie, die 100 Patienten beinhaltete, zeigte sich eine Krankenhausmortalität von 5% [84]. In diesem Patientenkollektiv wurde aber gleichzeitig eine Pankreasfistelrate von 20% beschrieben, was als eindeutiger Nachteil dieser Methode bezeichnet werden muß, auch wenn die meisten dieser Patienten konservativ behandelt werden konnten. Die Inzidenz von Pankreasfisteln beträgt nur 8–10% nach einer klassischen Duodenopankreatektomie [9,85]. Aussagekräftige Studien über 5-Jahres-Überlebensraten nach einer subtotalen Pankreatektomie fehlen, so daß eine Abschätzung über die Wertigkeit dieser Operationsmethode schwierig ist. Vor allem kontrollierte randomisierte Studien sind nötig, um den Wert der subtotalen Pankreasresektion im Vergleich zur klassischen oder pyloruserhaltenden Duodenopankreatektomie beurteilen zu können. Dennoch kann die Vermeidung einer Pankreasanastomose heutzutage nicht länger als ausreichendes Argument für eine Operationsmethode wie die subtotale Pankreasresektion verwendet werden. Der Wert einer größeren Pankreasresektion ist ebenfalls fraglich, da ja auch die totale Pankreatektomie das Überleben nicht verlängert [34,77,78].

Regionale Pankreatektomie und ausgedehnte radikale Resektion

Aufgrund der unbefriedigenden 5-Jahres-Überlebensraten der klassischen und pyloruserhaltenden Duodenopankreatektomie sowie der totalen Pankreatektomie führte Joseph Fortner 1973 einen weiteren radikalen chirurgischen Ansatz für Pankreaskarzinome ein, um sowohl die Resektionsrate als auch das Langzeitüberleben zu erhöhen [86]. Die regionale Pankreatektomie besteht aus einer En-bloc-Resektion des Tumors mit einem genügend großen Anteil des umgebenden Gewebes zusammen mit den regionalen Lymphknoten. Der ursprüngliche Bericht von Fortner umfaßte vier Resektionen mit einer perioperativen Mortalität von 25% [86]. Die Operationstechnik der regionalen Pankreatektomie ist nur von wenigen Chirurgen übernommen worden. Am meisten Verbreitung hat sie in Japan gefunden. Fortner schlug zwei verschiedene Operationstechniken vor: Die *Typ-1-Resektion* besteht aus einer totalen oder einer subtotalen Pankreatektomie mit mindestens 4 cm tumorfreiem Gewebe jenseits der Resektionslinie. Die En-bloc-Resektion des Pankreaskarzinoms beinhaltet das intrapankreatische Segment der Pfortader, die Basis des Mesocolon transversum, das das Pankreas umgebende Bindegewebe sowie regionale und retroperitoneale Lymphknoten vom Zwerchfell bis zum Stamm der A. mesenterica inferior. Die A. hepatica, die V. portae, der Truncus coeliacus, die A. mesenterica superior, die V. cava inferior und die Aorta werden vorsichtig skeletiert, um damit alles Bindegewebe und lymphatische Gewebe zu entfernen. Eine distale Gastrektomie, Duodenektomie und Cholezystektomie zusammen mit einer Exzision des extrahepatischen Gallengangs nahe der Bifurkation gehören ebenfalls zu dieser Technik [74]. Eine End-zu-End-Anastomose der V. mesenterica superior zur V. porta wird direkt ohne Gefäßprothese oder -graft durchgeführt.

Die *Typ-2-Resektion* umfaßt zusätzlich die Entfernung eines Segments der A. hepatica, des Truncus coeliacus oder eines Segmentes der A. mesenterica superior. Die Rekonstruktion der Arterie wird durch eine direkte arterielle Anastomose oder mit Hilfe eines venösen oder arteriellen Gefäßgrafts durchgeführt.

Ergebnisse

Neuere Studien zeigen eine Resektionsrate bei der regionalen Pankreatektomie zwischen 28 und 42% [17,74,87,88]. Die postoperative Morbidität und Mortalität war bei Einführung der Technik wesentlich höher als heute [74,89]. Ergebnisse anderer Autoren bestätigen, daß mit ausreichender chirurgischer Erfahrung die frühoperative Morbidität und Mortalität dieser Operationsmethode sich nicht signifikant von einer klassischen Duodenopankreatektomie unterscheidet. So werden in neueren Studien Mortalitätsraten zwischen 3 und 7% nach regionaler Pankreatektomie berichtet [17,87,88]. Eine ausgedehntere Resektion – so die theoretische Überlegung – könnte die Heilungsrate des Pankreaskarzinoms erhöhen. Einzelne Ergebnisse von Überlebensraten nach regionaler Pankreatektomie konnten diese Theorie nicht stützen [74,89], was den Wert dieser Operationsmethode in Frage stellte [90]. Neuere Ergebnisse aus Japan zeigen aber, daß die regionale Pankreatektomie die Langzeitergebnisse vor allem für kleine und frühentdeckte Pankreaskarzinome (UICC-Stadium I und II) verbessern kann. 5-Jahres-Überlebensraten zwischen 28 und 46% werden berichtet [17,87,88,91,92] (Tab. 3).

Tab. 3. Mortalität und Überlebensraten nach regionaler Pankreatektomie beim Pankreaskarzinom

Autoren	Jahr	Patienten n	Mortalität %	5-Jahres-Überlebensrate, %
Ishikawa et al. [93]	1988	59	10	8
Manabe et al. [92]	1989	32	6	33
Sindelar [89]	1989	20	20	5
Nagakawa et al. [94]	1991	43	14	14
Miyazaki et al. [95]	1992	32	–	28
Gall et Zirngibl [88]	1993	139	7	8
Hanyu et al. [87]	1993	167	3	8
Takahash et al. [96]	1994	137	10	7
Fortner et al. [97]	1996	26	4	12–33
Nagakawa et al. [98]	1996	53	15	27

Palliative Operationsverfahren beim Pankreaskarzinom

Analysen von größeren Patientenkollektiven mit einem Pankreaskarzinom zeigen, daß nur 5–22% dieser Patienten resezierbare Tumoren zum Zeitpunkt der Diagnosenstellung haben [11,30,34,37,99]. Die große Mehrheit der Patienten benötigt daher eine palliative Tumortherapie zur Vermeidung bzw. Beseitigung von Ikterus, duodenaler Obstruktion oder Schmerzen. Biliodigestive Bypass-Operationen sind sehr effektiv und haben zudem den Vorteil, daß gleichzeitig eine präventive oder therapeutische Gastrojejunostomie angelegt werden kann. Sie sind nicht risikofrei, und besonders Patienten mit Ikterus, Kachexie oder duodenaler Obstruktion weisen ein erhöhtes Operationsrisiko auf. Die durchschnittliche postoperative Mortalität nach biliärer Bypass-Chirurgie betrug 19% in einer großen Studie, und die durchschnittliche Überlebenszeit errechnete sich mit 5,4 Monaten [100]. Eine neuere Studie von Watanaba und Williamson [101] untersuchte die Ergebnisse der palliativen chirurgischen Therapie beim Pankreaskarzinom im Zeitraum von 1971 bis 1990. Die operative Mortalität der Bypass-Chirurgie sank von einem Durchschnittswert von 17% in der ersten Dekade auf rund 14% in der zweiten Dekade, wohingegen die durchschnittliche Überlebenszeit nur gering von 5,4 auf 6,6 Monate stieg.

Der durch biliäre Obstruktion auftretende Ikterus kann bei Patienten mit einem Pankreaskarzinom auch durch perkutan oder endoskopisch plazierte Stents, welche die Dauer des Krankenhausaufenthaltes deutlich verkürzen, therapiert werden [102,103]. Die Implantation von Stents hat in erfahrenen Händen eine Erfolgsrate von über 85% mit einer Mortalitätsrate von 1–2% [102,104]. Interventionelle Stents haben sich daher immer mehr beim Management der durch den Tumor bedingten biliären Obstruktion durchsetzen können. Zwei randomisierte Studien fanden keinen Unterschied in den Überlebenszahlen von Patienten, die entweder mit einem endoskopisch plazierten Stent therapiert wurden oder bei denen eine chirurgische Bypass-Operation aufgrund des Ikterus durchgeführt wurde [105,106]. Ein wesentlicher Nachteil der Stent-Implantation ist jedoch, daß die Patienten häufig aufgrund einer Okklusion des Stents mit erneut auftretendem Ikterus oder einer Cholangitis rehospitalisiert werden müssen. In einer neueren Studie wurden Patienten mit einer malignen Obstruktion des unteren Gallenganges randomisiert zur Stent-Therapie bzw. Bypass-Operation zugeordnet [106]. Die Implantation eines Stents hatte im Vergleich zur chirurgischen Bypass-Therapie eine niedrigere Mortalitätsrate (3 versus 14%) und weniger Frühkomplikationen (11 versus 29%). Auf der anderen Seite jedoch war ein Wiederauftreten des Ikterus wesentlich seltener in der chirurgisch behandelten Gruppe (2 versus 36 Patienten in der Stent-Gruppe) zu beobachten, und die chirurgische Therapie war außerdem weniger häufig mit einer Magenentleerungsstörung (7 versus 17%) assoziiert. Insgesamt gab es keinen signifikanten Unterschied hinsichtlich der Überlebenszeit in der Gruppe von Patienten mit einer biliären Bypass-Chirurgie, verglichen mit solchen Patienten, bei denen endoskopisch oder perkutan ein Stent implantiert worden war. Diese Zahlen verdeutlichen, daß eine qualitativ hochwertige Chirurgie bei der Therapie des malignen Verschlußikterus wieder an Bedeutung gewinnt.

Eine duodenale Obstruktion bei Patienten mit einem Pankreaskarzinom kann nur chirurgisch effizient therapiert werden, obwohl es auch hier Stimmen gibt, die den Nutzen für den Patienten bezweifeln [107,108].

Schlußfolgerung

Die Resektion beim Pankreaskarzinom ist die einzige Therapieoption mit einer Chance auf Heilung. Sie war jedoch bis vor einigen Jahren mit einer beträchtlichen Morbidität und Mortalität assoziiert [34,109], und Langzeitüberlebende blieben die seltene

Ausnahme [8,28]. Dies führte dazu, daß viele Pankreatologen den Vorteil einer Resektion als Behandlungsoption beim Pankreaskarzinom in Frage stellten und statt dessen eher palliative Therapien bevorzugten [110,111]. Die neuen chirurgischen Ergebnisse zeigen jedoch, daß die onkologische Pankreaschirurgie heutzutage relativ sicher mit einer Mortalitätsrate unter 5% – in großen Zentren unter 1% – durchgeführt werden kann [3,9,10]. Diese drastische Reduktion der postoperativen Mortalität ist auf der einen Seite die Folge einer verbesserten Patientenselektion durch zuverlässigere diagnostische Methoden und auf der anderen Seite die Folge einer größeren Erfahrung in der Pankreaschirurgie in Kombination mit beachtlichen Fortschritten der postoperativen Intensivmedizin [12,53,112].

Das Langzeitüberleben nach Tumorresektion beim Pankreaskarzinom ist immer noch unbefriedigend und verbesserungsbedürftig. Die meisten durchgeführten Studien sind retrospektive Analysen und zeigen nur einen kleinen Ausschnitt der gesamten Patientenpopulation. Hinzu kommt noch, daß nur wenige Publikationen einheitlich reproduzierbare Tumorstaging-Klassifikationen, wie die UICC-Klassifikation, verwendet haben. Eine kürzlich durchgeführte Studie unter Pankreaschirurgen der Vereinigten Staaten zeigte, daß die 5-Jahres-Überlebensrate nach Resektion 9% beträgt, was den momentanen Stand der Pankreaskarzinomchirurgie wohl besser widerspiegelt als die optimistischen Resultate einzelner Institutionen [20].

Insgesamt besteht also immer noch ein Mangel an definitiver Information hinsichtlich der Effektivität der Chirurgie bei der Behandlung des Pankreaskarzinoms, besonders auch im Hinblick auf die verschiedenen Arten der Resektion und für die einzelnen Tumorstadien. Während neuere Daten eine Verbesserung der Überlebenszeiten der Patienten mit Pankreaskarzinom nach Duodenopankreatektomie, besonders jedoch nach regionaler Pankreatektomie, für frühe Tumorstadien zeigen, ist die Erfahrung zum jetzigen Zeitpunkt mit diesen Methoden stark limitiert. Da die meisten Patienten zum Zeitpunkt der Diagnosestellung schon ein weit fortgeschrittenes Tumorstadium aufweisen, kann den Patienten nur eine palliative Behandlung angeboten werden. Die heutzutage niedrigen Mortalitätsraten nach Duodenopankreatektomie und die im Vergleich zur konservativen Therapie verlängerte Überlebenszeit legt den Schluß nahe, daß die Resektion des Pankreaskarzinoms die beste Form der palliativen Therapie darstellt. Eine pyloruserhaltende Duodenopankreatektomie erlaubt eine nahezu normale postoperative Ernährung ohne die Nebeneffekte, die mit einer Gastrektomie assoziiert sind. Weitere randomisierte Untersuchungen sind jedoch notwendig, um die Rolle der verschiedenen Formen der Chirurgie beim Pankreaskarzinom sowie auch die Vorteile einer adjuvanten Therapie zu bewerten. Die Verwendung von international akzeptierten standardisierten Staging-Klassifikationen für das Pankreaskarzinom ist notwendig, um einen objektiven Vergleich der Studien in Zukunft zu ermöglichen.

Literatur

1 National Cancer Institute. Annual cancer statistics review 1973–1988: Bethesda, Md, Department of Health and Human Services 1991;91:2789.
2 Statistisches Bundesamt: Todesursachen in Deutschland 1992;12:2.
3 Büchler MW, Ebert M, Beger HG: Grenzen chirurgischen Handelns beim Pankreaskarzinom. Langenbecks Arch Chir Suppl 1993;Kongressbericht 1993:75.
4 Malt RA: Treatment of pancreatic cancer. JAMA 1983;250:1433.
5 Sandberg A: Treatment with an LHRH analogue in patients with advanced pancreatic cancer. Acta Chir Scand 1990;156:549.
6 Büchler M, Friess H, Schultheiss KH, et al: A randomized controlled trial of adjuvant immuno-therapy (murine monoclonal antibody 494/32) in resectable pancreatic cancer. Cancer 1991;68:1507.
7 Beger HG, Büchler MW, Friess H: Chirurgische Ergebnisse und Indikation zu adjuvanten Massnahmen beim Pankreascarcinom. Chirurg 1994;65:246.
8 Gudjonsson B: Cancer of the pancreas. 50 years of surgery. Cancer 1987;60:2284.
9 Trede M, Schwall G, Saeger HD: Survival after pancreatoduodenectomy. Ann Surg 1990;211:447.
10 Cameron JL, Crist DW, Sitzmann JV: Factors influencing survival after pancreaticoduodenectomy for pancreatic cancer. Am J Surg 1991;161:120.
11 Tsuchiya R, Noda T, Harada N: Collective review of small carcinomas of the pancreas. Ann Surg 1986;203:77.
12 Crist DW, Sitzmann JV, Cameron JL: Improved hospital morbidity, mortality and survival after the Whipple procedure. Ann Surg 1987;206:358.
13 Grace PA, Pitt HA, Tompkins RK, et al: Decreased morbidity and mortality after pancreatoduodenectomy. Am J Surg 1986;151:141.
14 Braasch JW, Rossi RL, Watkins E, et al: Pyloric and gastric preserving pancreatic resection. Ann Surg 1986;204:411.
15 Pellegrine CA, Heck CF, Raper S, et al: An analysis of the reduced morbidity and mortality rates after pancreaticoduodenectomy. Arch Surg 1989;124:778–781.
16 van Heerden JA: Pancreatic resection for carcinoma of the pancreas: Whipple versus total pancreatectomy – an institutional perspective. World J Surg 1984;8:880.
17 Tsuchiya R, Tsunoda T, Ishida T, et al. Resection for cancer of the pancreas – the Japanese experience. Baillieres Clin Gastro 1990;4:931.
18 Morrow M, Hilaris B, Brennan MF: Comparison of conventional surgical resection, radioactive implantation and bypass procedures for exocrine carcinoma of the pancreas 1975–1980. Ann Surg 1984;199:1.
19 Reber HA: The Whipple pancreaticoduodenectomy for pancreatic cancer; in Beger HG, Büchler MW, Malfertheiner P (eds): Standards in Pancreatic Surgery. Berlin, Springer, 1993, p 637.
20 Livingston EH, Welton ML, Reber HA: The United States experience with surgery of the pancretic cancer. Int J Pancreatol 1991;9:153.
21 Ihse I, Lilja P, Arnesjö B, et al: Total pancreatectomy for cancer: an appraisal of 65 cases. Ann Surg 1977;186:675.
22 Baer HU, Wagner M, Büchler MW: Pancreatic cancer: Indications for surgery. Dig Surg 1994;11:372–377.
23 Friess H, Uhl W, Beger HG, et al: Surgical treatment of pancreatic cancer. Dig Surg 1994;11:378–386.
24 Kausch W: Das Carcinom der Papilla duodeni und seine radikale Entfernung. Beitr Klin Chir 1912;78:439.
25 Whipple AO, Parsons WB, Mullins CR: Treatment of carcinoma of the ampulla of Vater. Ann Surg 1935;102:763.
26 Mackie JA, Rhoads JE: Pancreaticogastrostomy: A further evaluation. Ann Surg 1975;181:541.
27 Trede M: The surgical treatment of pancreatic carcinoma. Surgery 1985;97:28.
28 Russell RCG: Surgical resection for cancer of the pancreas. Baillieres Clin Gastroenterol 1990;4:889.
29 Büchler MW, Friess H: Inhibition of pancreatic secretion to prevent postoperative complications following pancreatic resection. Acta Gastroenterol Belg 1993;56:271.
30 Singh SM, Longmire WP, Reber HA: Surgical palliation for pancreatic cancer: The UCLA experience. Ann Surg 1990;212:132.
31 Jones BA, Langer B, Taylor BR, et al.:Periampullary tumors: Which ones should be resected? Am J Surg 1985;149:46.

32 Matsuno S, Sato T: Surgical treatment for carcinoma of the pancreas. Experience in 272 patients. Am J Surg 1986;152:499.

33 Tarazi RY, Hermann RE, Vogt DP, et al: Results of surgical treatment of periampullary tumors: A thirty-five-year experience. Surgery 1987;100:716.

34 Connolly MM, Dawson PJ, Michelassi F, et al: Survival in 1001 patients with carcinoma of the pancreas. Ann Surg 1987;206:366.

35 Bodner E. Achievements of tumor surgery in tumors of the pancreas. Langenbecks Arch Chir 1988.

36 Lygidakis NJ, van der Heyde MN, Allema JH, et al: Subtotal duodenopancreatectomy for pancreatic duct, distal bile duct and periampullary carcinoma: Short- and long-term results. Am J Gastroenterol 1989;84:917.

37 Funovics JM, Karner J, Pratschner T, et al: Current trends in the management of carcinoma of the pancreatic head. Hepatogastroenterology 1989;36:450.

38 Condie ID, Nagpal S, Peebles SA: Surgical treatment for ductal adenocarcinoma of the pancreas. Surg Gynecol Obstet 1989;168:437.

39 Roder JD, Stein HJ, Hüttl W, et al: Pyloruspreserving versus standard pancreatico-duodenectomy: An analysis of 110 pancreatic and periampullary carcinomas. Br J Surg 1992;79:152.

40 Baumel H, Huguier M, Manderscheid JC, et al: Results of resection for cancer of the exocrine pancreas: A study from the French Association of Surgery. Br J Surg 1994;81:102.

41 Nitecki SN, Sarr MG, Colby TV, et al: Long-term survival after resection for ductal adenocarcinoma of the pancreas. Ann Surg 1995;221:59–66.

42 Wade TP, El-Ghazzawy AG, Virgo KS, et al: The Whipple resection for cancer in U.S. Department of Veterans Affairs hospitals. Ann Surg 1995;221: 241–248.

43 Yeo CJ, Cameron JL, Lillemoe KD, et al: Pancreaticoduodenectomy for cancer of the head of the pancreas. Ann Surg 1995;221:721–733.

44 Sperti C, Pasquali C, Piccoli A, et al: Survival after resection for ductal adenocarcinoma of the pancreas. Br J Surg 1996;83:625–631.

45 Watson K: Carcinoma of the ampulla of Vater. Successful radical resection. Br J Surg 1944;31:368.

46 Waugh JM, Clagett OT: Resection of the duodenum and head of the pancreas for carcinoma. Surgery 1946;20:224.

47 Traverso LW, Longmire WP: Preservation of the pylorus in pancreaticoduodenectomy. Surg Gynecol Obstet 1978;146:959.

48 Grace PA, Pitt A, Longmire WP: Pylorus-preserving pancreatoduodenectomy: An overview. Br J Surg 1990;77:968.

49 Traverso LW, Longmire WP: Preservation of the pylorus in pancreaticoduodenectomy. A follow-up evaluation. Ann Surg 1980;192:306.

50 Suzuki T, Imamura M, Kajiwara T, et al: A new method of reconstruction after pylorus-preserving pancreatoduodenectomy. World J Surg 1988;12: 645.

51 Pitt HA, Grace PA: Pylorus-preserving resection of the pancreas. Baillieres Clin Gastroenterol 1990; 4:917.

52 Suzuki T, Hamanaka Y: Pylorus-preserving duodenopancreatectomy; in Lygidakis NJ, Tytgat NGJ (eds): Pitfalls and Complications in the Diagnosis and Management of Hepatobiliary and Pancreatic Diseases. Stuttgart, Thieme, 1993, p 375.

53 Trede M, Carter DC: Surgery of the Pancreas. Edinburgh, Churchill Livingstone, 1993.

54 Flautner L, Tihanyi T, Szecseny A: Pancreatogastrostomy: An ideal complement to pancreatic head resection with preservation of the pylorus in the treatment of chronic pancreatitis. Am J Surg 1985; 150:608.

55 Pain JA, Knight MJ: Pancreaticogastrostomy: The preferred operation for pain relief in chronic pancreatitis. Br J Surg 1988;75:220.

56 Klinkenbijl JHG, van der Schelling GP, Hop WCJ, et al: The advantages of pylorus-preserving pancreatoduodenectomy in malignant disease of the pancreas and the periampullary region. Ann Surg 1992;216:142.

57 Grace PA, Pitt HA, Longmire WP: Pancreatoduodenectomy with pylorus preservation for adenocarcinoma of the head of the pancreas. Br J Surg 1986;73:647.

58 Kozuschek W, Reith HB, Haarmann W: The role of pylorus-preserving duodenopancreatic head resection; in Beger HG, Büchler MW, Malfertheiner P (eds): Standards in Pancreatic Surgery. Berlin, Springer, 1993, p 414.

59 Mosca F, Giulianotti PC, Balestracci T, et al: Preservation of the pylorus in duodenocephalopancreatectomy in pancreatic and periampullary carcinoma. Chir Ital 1994;46:59.

60 Tsao JI, Rossi RL, Lowell JA: Pylorus-preserving pancreatoduodenectomy. Arch Surg 1994;129:405.

61 Heise JW, Becker H, Borchard F, et al: Risks of radical treatment in pylorus preserving duodenopancreatectomy in ductal carcinoma. Chirurg 1994; 65:780–784.

62 Hayes DH, Bolton JS, Willis GW, et al: Carcinoma of the ampulla Vater. Ann Surg 1987;206:441.

63 Sharp KW, Ross CB, Halter SA: Pancreatoduodenectomy with pyloric preservation for carcinoma of the pancreas: A cautionary note. Surgery 1989; 105:645.

64 Newman KD, Braasch JW, Rossi RL, et al: Pyloric and gastric preservation with pancreatoduodenectomy. Am J Surg 1985;145:152.

65 Warshaw AL, Torchiana DL: Delayed gastric emptying after pylorus-preserving pancreaticoduodenectomy. Surg Gynecol Obstet 1985;160:1.

66 McAfee MK, van Heerden JA, Adson MA: Is proximal pancreatoduodenectomy withpyloric preservation superior to total pancreatectomy. Surgery 1989;105:347.

67 Fink AS, DeSouza LR, Mayer EA, et al: Long-term evaluation of pylorus preservation during pancreatoduodenectomy. World J Surg 1988;12:663.

68 Hunt DR, McLean R: Pylorus preserving panceatectomy: Functional results. Br J Surg 1989;76:173.

69 Ross DE: Carcinoma of the pancreas: A plea for total pancreatectomy. Am J Surg 1954;87:20.

70 Porter MR: Carcinoma of the pancreatico-duodenal area: Operability and choice of procedure. Ann Surg 1958;148:711.

71 Howard JM, Jordan GL: Surgical disease of the pancreas. Philadelphia, Lippincott, 1960.

72 Tryka AF, Brooks JR: Histopathology in the evaluation of total pancreatectomy for ductal carcinoma. Ann Surg 1979;190:373.

73 Brooks JR: The case for total pancreatectomy; in Delaney JP, Varco RL (eds): Controversy in Surgery II. Philadelphia, Saunders, 1983, p 327.

74 Fortner JG: Regional pancreatectomy for cancer of the pancreas, ampulla and other related sites. Tumour staging and results. Ann Surg 1984;199:418.

75 Cubilla AL, Fitzgerald PJ: Morphological lesions associated with human primary invasive nonendocrine pancreas cancer. Cancer Res 1976;36: 2690.

76 Brooks JR, Culebras JM: Cancer of the pancreas: Palliative operation, Whipple procedure or total pancreatectomy. Am J Surg 1976;131:516.

77 Edis AJ, Kierman PD, Taylor WF: Attempted curative resection of ductal carcinoma of the pancreas. Mayo Clin Proc 1980;55:531.

78 Andren-Sandberg A, Ihse I: Factors influencing survival after total pancreatectomy in patients with pancreatic cancer. Ann Surg 1983;198:605.

79 Herter FP, Cooperman AM, Ahlborn TN, et al: Surgical experience with pancreatic and periampullary cancer. Ann Surg 1982;195:274.

80 van Heerden JA, McIlrath DC, Ilstrup DM, et al: Total pancreatectomy for ductal adenocarcinoma of the pancreas: An update. World J Surg 1988;12: 658.

81 Brooks JR, Brooks DC, Levine JD: Total pancreatectomy for ductal cell carcinoma of the pancreas. An update. Ann Surg 1989;209:405.

82 Gall FP, Hermanek P, Gebhardt C, et al: Erweiterte Resektion der Pankreas- und periampullären Karzinome. Regionale, totale und partielle Pankreaticoduodenektomie. Leber Magen Darm 1981; 11:179.

83 Rode J: The pathology of pancreatic cancer. Baillieres Clin Gastroenterol 1990;4:793.

84 Ihse I, Andren-Sandberg A, Permerth J, et al: Early results of subtotal pancreatectomy for cancer: An interim report; in Beger HG, Büchler MW, Malfertheiner P (eds): Standards in Pancreatic Surgery. Berlin, Springer, 1993, p 641.

85 Braasch JW, Gray NJ: Considerations that lower pancreaticoduodenectomy mortality. Am J Surg 1977;133:480.

86 Fortner JG: Regional resection of cancer of the pancreas: A new surgical approach. Surgery 1973; 73:307.

87 Hanyu F, Suzuki M, Imaizumi T: Whipple operation for pancreatic carcinoma: Japanese experiment; in Beger HG, Büchler MW, Malfertheiner P (eds): Standards in Pancreatic Surgery. Berlin, Springer, 1993, p 646.

88 Gall FP, Zirngibl H: Cancer of the pancreas – extensive lymph node dissection; in Beger HG, Büchler MW, Malfertheiner P (eds): Standards in Pancreatic Surgery. Berlin, Springer, 1993, p 654.

89 Sindelar WF: Clinical experience with regional pancreatectomy for adenocarcinoma of the pancreas. Arch Surg 1989;124:127.

90 Brooks JR: Cancer of the pancreas; in Brooks JR (ed): Surgery of the Pancreas. Philadelphia, Saunders, 1983, p 263.

91 Satake K, Nishiwaki H, Yokomatsu H, et al: Surgical curability and prognosis for standard versus extended resection for T1 carcinoma of the pancreas. Surg Gynecol Obstet 1992;175:259.

92 Manabe T, Hoshio G, Baba N, et al: Radical pancreatectomy for ductal cell carcinoma of the head of the pancreas. Cancer 1989;64:1132.

93 Ishikawa O, Ohhigashi H, Sasaki Y, et al: Practical usefulness of lymphatic and connective tissue clearance for the carcinoma of the pancreas head. Ann Surg 1988;208:215.

94 Nagakawa T, Konishi I, Ueno K, et al: The results and problems of extensive radical surgery for carcinoma of the head of the pancreas. Jpn J Surg 1991;21:262.

95 Miyazaki I, Nagakawa T, Ohta T: Extensive radical surgery for carcinomas of the head of the pancreas. Gan To Kagaku Ryoho 1992;19:2333.

96 Takahashi S, Ogata Y, Tsuzuki T: Combined resection of the pancreas and portal vein for pancreatic cancer. Br J Surg 1994;81:1190.

97 Fortner JG, Klimstra DS, Senie RT, et al: Tumor size is the primary prognosticator for pancreatic cancer after regional pancreatectomy. Ann Surg 1996;223:147–153.
98 Nagakawa T, Nagamori M, Futakami F, et al: Results of extensive surgery for pancreatic carcinoma. Cancer 1996;77:640–645.
99 Rosenberg JM, Welch JP, Macaulay WP: Cancer of the head of the pancreas: An institutional review with emphasis on surgical therapy. J Surg Oncol 1985;28:217–21.
100 Sarr MG, Cameron JL: Surgical management of unresectable carcinoma of the pancreas. Surgery 1982; 91: 123–133.
101 Watanapa P, Williamson RCN: Surgical management of unresectable carcinoma of the pancreas. Br J Surg 1992;79:8–20.
102 Huibregtse K, Katon RM, Coene PP, et al: Endoscopic palliative treatment in pancreatic cancer. Gastrointest Endosc 1986;32: 334–338.
103 Speer AG, Cotton PB, Russell RCG, et al: Randomised trial of endoscopic versus percutaneous stent insertion in malignant obstructive jaundice. Lancet 1987;2:57–62.
104 Soehendra N, Grimm H, Berger B, et al: Malignant jaundice: Result of diagnostic and therapeutic endoscopy. World J Surg 1989;13:171–177.
105 Andersen JR, Sørensen SM, Kruse A, et al: Randomised trial of endoscopic endoprothesis versus operative bypass in malignant obstructive jaundice. Gut 1989;30:1132–1135.
106 Smith AC, Dowsett JF, Russel RCG, et al: Randomised trial of endoscopic stenting versus sugical bypass in malignant low bile duct obstruction. Lancet 1994;344:1655–1660.
107 Doberneck RC, Berndt GA: Delayed gastric emptying after palliative gastrojejunostomy for carcinoma of the pancreas. Arch Surg 1987;122: 827–829.
108 Weaver DW, Wieneck RG, Bouwman DL, et al: Gastrojejunostomy: Is it helpful for patients with pancreatic cancer? Surgery 1987;102:608–613.
109 Lansing PB, Blalock JB, Oschner JL: Pancreaticoduodenectomy: A retrospective review, 1949–1969. Am Surg 1972;38:79.
110 Shapiro TM: Adenocarcinoma of the pancreas: A statistical analysis of biliary bypass versus Whipple resection in good risk patients. Ann Surg 1975;182: 715.
111 Crile G: The advantages of bypass operation over radical pancreatectoduodenectomy in the treatment of pancreatic carcinoma. Surg Gynecol Obstet 1970;130:1049.
112 Bloom P, Steer M: Pancreato-duodenectomy. Results when the operation is performed infrequently. Arch Surg 1977;110:1455.

Chirurgische Gastroenterologie
mit interdisziplinären Gesprächen

Chir Gastroenterol 1997;13(suppl 1):33–35

J. D. Roder

Chirurgische Klinik und Poliklinik,
Technische Universität München

Stellenwert der Lymphknoten- und Bindegewebsdissektion beim Pankreaskarzinom

Schlüsselwörter
Duktales Pankreaskarzinom · Lymphknoten- und Bindegewebsdissektion

Zusammenfassung
Für die erweiterte Lymphknoten- und Bindegewebsdissektion beim duktalen Pankreaskarzinom finden sich in der Literatur drei relevante Studien, die bei hoher Morbidität und Letalität eine Prognoseverbesserung zeigen können. Aus den Erfahrungen läßt sich folgern, daß die erweiterte Lymphknoten- und Bindegewebsdissektion sicherlich ungeeignet für fortgeschrittene Karzinome ist. Um ein Überlebensbenefit für noch zu definierende Subgruppen von Patienten mit einem duktalen Pankreaskarzinom zu finden, sollte die Effektivität dieses aufwendigen Operationsverfahrens in Studien prospektiv (vergleichbare Tumorstadien!) geprüft werden.

Key Words
Ductal pancreatic cancer · Lymph node and connective tissue dissection

Summary
There are three important studies concerning the wide dissection of lymph nodes and connective tissue which demonstrate an improvement in survival in cases with high morbidity and mortality. On the basis of these results, wide dissection of lymph nodes and connective tissue is not indicated in an advanced tumor stage. To identify subgroups of patients with ductal pancreatic cancer who may benefit from an extended resection, it is necessary to prove this procedure in prospective studies.

Einleitung

Aufgrund seiner Lokalisation im Retroperitoneum mit enger Beziehung zu Aorta, Truncus coeliacus, Vena cava sowie dem mesenterikoportalen Venenstamm kann die Ausbreitung des Pankreaskarzinoms durch direkte Infiltration dieser Strukturen und der sie umgebenden Lymphbahnen erfolgen. Ein weiterer wichtiger Ausbreitungsweg ist durch den vor allem die Arteria mesenterica superior umgebenden Nervenplexus gegeben (perineurale Invasion).

Die Grundvoraussetzungen einer erweiterten Lymphknoten- und Bindegewebsdissektion sind die genaue Kenntnis der Lymphdrainage des Pankreas, um die anatomisch richtigen Lymphknoten in adäquater Zahl entfernen zu können. Nachdem die Letalität der chirurgischen Behandlung des Pankreaskarzinoms in entsprechenden erfahrenen Zentren derzeit unter 5% liegt, sollte auch eine erweiterte Lymphknoten- und Bindegewebsdissektion eine vertretbare Morbidität und Letalität aufweisen.

Auch das Lymphabflußsystem des Pankreas läßt sich am besten durch Kenntnis der Embryogenese verfolgen. Diese ist beim Pankreas, das aus einer dorsalen und einer ventralen Anlage besteht, die im Laufe der Embryogenese zu einem Organ durch Rotation verschmelzen, besonders kompliziert. Eine ausgezeichnete anatomische Studie zum Lymphabfluß des Pankreas stammt von Deki und Sato [1]. Für den Pankreaskopf fanden die Autoren drei Lymphabflußwege: eine obere, eine mittlere und eine untere Route. Die Lymphabflußwege des oberen Teils des Pankreaskopfes verlaufen in Richtung auf das Ligamentum hepatoduodenale und verbinden sich mit der Arteria hepatica communis. Die Lymphgefäße des mittleren Kopfteiles ziehen horizontal mit den gastroepiploischen Blutgefäßen und enden in Lymphknoten, die um den Stamm der Arteria mesenterica superior liegen. Aus dem un-

Prof. Dr. Jürgen D. Roder
Chirurgische Klinik und Poliklinik
Technische Universität München
Klinikum rechts der Isar
Ismaninger Straße 22
D-81675 München

teren Abschnitt des Pankreaskopfes kaudal des Ansatzes des Mesokolons verlaufen die Lymphbahnen von vorn schräg nach kaudal hinten, hinter die Arteria und Vena mesenterica superior und das dorsale Mesenterialblatt, um in hier liegende Lymphknoten zu münden. Alle Lymphbahnen aus diesem Bereich verlaufen sodann dorsal der Arteria mesenterica superior nach kranial zu einem zentralen Lymphknoten. Dieser liegt rechts vom Truncus coeliacus und der Arteria mesenterica superior, lateral zwischen den Gefäßursprüngen und ventral des Nervenplexus des Pankreaskopfes. Diese beiden großen Lymphknoten zwischen Truncus coeliacus und Arteria mesenterica sind vermutlich die erste gemeinsame Lymphstation des Pankreaskopfes. Von diesen Lymphknoten verlaufen ableitende Bahnen zu den abdominoaortalen Lymphknoten, die auf der rechten Seite Lymphknotengefäßwinkel, welche durch die V. cava und die linke Nierenvene gebildet werden, erreichen. Auf der linken Seite ziehen sich die ableitenden Bahnen zu lateralen Aortenknoten, welche sich kranial und kaudal der linken Nierenvene befinden. Die Ableitungswege dieser Knoten erstrecken sich dann in den hinteren Aortenraum, wo sie ein aufsteigendes Gefäßsystem bilden.

Lymphknotenbefall beim Pankreaskarzinom

In einer sehr gewissenhaften Sektionsstudie an 4 Patienten mit einem duktalen pT1-Pankreaskarzinom sowie an 4 weiteren Patienten mit duktalen pT2-Pankreaskarzinomen wurden pro Patient etwa 300 histologische Serienschnitte zur Untersuchung des gesamten Pankreas und zu seiner umgebenden Strukturen einschließlich des Retroperitoneums und der Mesenterialwurzel durchgeführt [2]. Die regionalen Lymphknoten des Pankreas wurden in 11 Gruppen unterteilt. Pro Patient wurden 97–240 Lymphknoten untersucht. Sechs der 8 Patienten hatten mikroskopische Lymphknotenmetastasen. Zwei von 4 der Patienten mit einem T1-Karzinom wiesen bereits Lymphknotenmetastasen, unter anderm auch paraaortal, auf. Alle T2-Karzinome hatten Lymphknotenmetastasen, 3/4 auch paraaortal. Bei allen 8 Patienten fanden sich zusätzliche Infiltrationen der Lymphgefäße und/oder der Perineuralscheiden sowie des Bindegewebes. Pathologisch-anatomische Studien an Resektionspräparaten erbrachten ähnliche Ergebnisse [3–7].

Technik der erweiterten Lymphknoten- und Bindegewebsdissektion beim Pankreaskarzinom

Grundsätzlich können zwei chirurgisch technische Wege verfolgt werden:

1. Die regionale Pankreatektomie mit Entfernung des gesamten Pankreas und seiner Lymphabflußwege mit Resektion der Pfortader (Fortner Typ I) und der Arteria hepatica, des Truncus coeliacus und/oder der Arteria mesenterica superior (Fortner Typ II).
2. Extensive Dissektion des Lymph- und Bindegewebes parakaval, interaortokaval und paraaortal zwischen Truncus coeliacus und im Ligamentum heptatoduodenale, der Vena mesenterica superior, der Arteria mesenterica superior und des Truncus coeliacus.

Die Letalität der regionalen Pankreatektomie betrug bei Fortner bis über 30 % und wurde deswegen und wegen einer nicht erkennbaren Prognoseverbesserung wieder verlassen. Über die größte Erfahrung mit der radikalen erweiterten Lymph- und Bindegewebsdissektion verfügen die Arbeitsgruppen um Ishikawa [5, 7], Nagakawa [8] und Henne-Bruns [9]. Die Letalität in beiden letztgenannten Arbeiten beträgt 17 bzw. 15%, wohingegen Ishikawa et al. über eine Operationsletalität von 5% berichten [7]. Die häufigste Todesursache in allen Arbeiten stellt die Arrosionsblutung nach ausgedehnten Dissektionen dar. Verglichen mit einer allerdings historischen Gruppe von konventionell resezierten Patienten, die eine 5-Jahres-Überlebenswahrscheinlichkeit von 8% hatten, konnten Ishikawa et al. [7] zeigen, daß bei der erweiterten Lymph- und Bindegewebsdissektion die 5-Jahres-Überlebensrate von 59 resezierten Patienten 26% betrug (Tab. 1). Nicht unerwähnt bleiben darf jedoch, daß bei 20% der erweitert resezierten Patienten ein T1-Karzinom vorlag. 37 von 54 seiner Patienten verstarben innerhalb der ersten 3 postoperativen Jahre mit einer medianen Überlebenszeit von 13±7 Monaten an einem Rezidiv. Sowohl bei dieser Patientengruppe als auch bei den Langzeitüberlebern stand eine ausgeprägte Morbidität in Form von hartnäckigen wäßrigen Diarrhöen im Vordergrund. Dies führte dazu, daß die Patienten durchschnittlich 3–6 Monate im Krankenhaus postoperativ verbleiben mußten.

Resektion des mesenterikoportalen Venenstammes

Während der Verschluß der Pfortader oder der Vena mesenterica superior bei einem histologisch bewiesenen duktalen Adenokarzinom des Pankreas eine klare Kontraindiation zur Resektion darstellt, kann die diskrete Infiltration durch einen Pankreaskopftumor auch unter Ausschöpfung des gesamten diagnostischen Spektrums häufig nicht vorhergesagt werden. Die Ergebnisse, die bei der Resektion des mesenterikoportalen Venenstammes, sei es in routinemäßiger Absicht im Sinne der regionalen Pankreatektomie oder bei präoperativ nicht erkannter und intraoperativ als Überraschungsbefund aufgefallener Infiltration der Pfortader und konsekutiver Resektion derselben, erzielt wurden, sind außerordentlich ungünstig. Die mediane Überlebenszeit dieser Patienten beträgt 7–14 Monate, die 1-Jahres-Überlebensrate etwa 10%. Die Letalität dieser Eingriffe liegt zwischen 0 und 16,5%. Bei 31 Resektionen im eigenen Patientengut verstarb kein Patient an den Folgen des Eingriffs. Die mediane Überlebenszeit betrug 8 Mo-

Tab. 1. Prognose erweiterter Dissektionen

	Überlebensrate, %		
	1 Jahr	3 Jahre	5 Jahre
Nagakawa et al. [8]	61,0	32,5	27,4
Ishikawa [7]	56,0	35,0	26,0

nate. Das Ziel, durch die Pfortaderresektion eine R0-Resektion zu erzielen, konnte nur bei 30% unserer Patienten erzielt werden [10].

Schlußfolgerungen

Nach dem derzeitgen Stand des Wissens ist die operative Entfernung des Pankreaskarzinoms immer noch der einzige kurative Therapieansatz. In den letzten 10 Jahren konnte gezeigt werden, daß durch verbesserte chirurgische Technik, Fortschritte im perioperativen Management und die konsequente Berücksichtigung einer exakten präoperativen Risikoanalyse die Letalität der Duodenopankreatektomie in erfahrenen Zentren unter 5% gesenkt werden kann. Das Ziel der Pankreasresektion beim Karzinom muß immer die R0-Resektion sein, die in zahlreichen multivariaten Analysen den einzigen chirurgisch zu beeinflussenden unabhängigen prognostischen Faktor darstellt [11]. Dieses Ziel hinsichtlich des Primärtumors ließ sich im eigenen Patientengut nur bei 61 von 138 Patienten mit einem duktalen Pankreaskopfkarzinom erzielen. Am häufigsten ist der retroperitoneale Abtragungsrand des Pankreas befallen. Ähnliche Ergebnisse konnten vom Japanese Cancer Registry gezeigt werden: Bei 1018 resezierten Pankreaskarzinomen lag eine R0-Resektion nur in 36 % der Fälle vor [12]. Auch nach kurativer (R0-)Resektion erleiden nach Angaben von Griffen et al. [13] 72,3% der Patienten ein Rezidiv, das in 73% der Fälle mit Peritonealkarzinose und/oder Lebermetastasen kombiniert ist.

Faßt man diese Ergebnisse zusammen und bezieht sie auf die erweiterte Lymphknoten- und Bindegewebsdissektion beim duktalen Pankreaskarzinom, so kann festgestellt werden, daß das Konzept der supraradikalen Pankreatektomie mit paraaortaler, interaortokavaler und parakavaler Lymphknoten- und Bindegewebsdissektion zwischen Truncus coeliacus und Arteria mesenterica inferior sicherlich ungeeignet für fortgeschrittene Karzinome ist. Die drei zu diesem Thema publizierten Studien weisen auf eine sehr hohe Morbidität und auch eine deutlich erhöhte Operationsletalität hin. Um ein Überlebensbenefit für noch zu definierende Subgruppen von Patienten mit einem duktalen Pankreaskarzinom zu finden, sollte die Effektivität dieses aufwendigen Operationsverfahrens in Studien prospektiv (vergleichbare Tumorstadien!) geprüft werden. Nach dem derzeitigen Stand des Wissens müssen die Ergebnisse der supraradikalen Pankreatektomie mit erweiterter Lymphknoten- und Bindegewebsdissektion eher zurückhaltend beurteilt werden. Aufgrund des Rezidivs sind selbst beim kurativ resezierten Pankreaskarzinom dringende Anstrengungen zur Entwicklung einer effektiven neoadjuvanten/adjuvanten systemischen oder besser lokoregionalen Radiochemotherapie erforderlich.

Literatur

1. Deki H, Sato T: An anatomic study of the peripancreatic lymphatics. Surg Radiol Anat 1988;10:121–145.
2. Nagai H, Kuroda A, Morioka Y: Lymphatic and local spread of T1 and T2 pancreatic cancer. Ann Surg 1986;204:65–71.
3. Kayahara M, Nagakawa T, Kobayashi H, Mori K, Nakano T, Kadoya N, Ohta T, Ueno K, Miyazaki I: Lymphatic flow in carcinoma of the head of the pancreas. Cancer 1992;70:2061–2066.
4. Kayahara M, Nagakawa T, Ueno K, Ohta T, Tsukioka Y, Miyazaki I: Surgical strategy for carcinoma of the pancreas head area based on clinico-pathologic analysis of nodal involvement and plexus invasion. Surgery 1995;117:616–623.
5. Ishikawa O, Ohhigashi H, Sasaki Y, Kabuto T, Fukuda I, Furukawa H, Imaoka S, Iwanaga T: Practical usefulness of lymphatic and connective tissue clearance for the carcinoma of the pancreas head. Ann Surg 1988;208:215–220.
6. Nagakawa T, Kayahara M, Ueno K, Ohta T, Konishi I, ueda N, Miyazaki I: A clinicopathologic study on neural invasion in cancer of the pancreatic head. Cancer 1992;69:930–935.
7. Ishikawa O: Surgical technique, curability and postoperative quality of life in an extended pancreatectomy for adenocarcinoma of the pancreas. Hepato-Gastroenterology 1996;43:320–325.
8. Nagakawa T, Nagamori M, Futakami F, Tsukioka Y, Kayahara M, Ohta T, Ueno K, Miyazaki I: Results of extensive surgery for pancreatic carcinoma. Cancer 1996;77:640–645.
9. Henne-Bruns D, Kremer B, Meyer-Pannwitt U, Vogel I, Schröder S: Partial duodenopancreatectomy with radical lymphadenectomy in patients with pancreatic and periampullary carcinomas: initial results. Hepato-Gastroenterol 1993;40:145–149.
10. Roder JD, Stein HJ, Siewert JR: Carcinoma of the periampullary region: Who benefits from portal vein resection? Am J Surg 1996;171:170–174.
11. Roder JD, Rösch Th, Bautz W, Gerhardt P, Siewert JR: Pankreascarcinom-präoperative Diagnostik und Indikationsstellung. Chirurg 1994;65:225–231.
12. Pancreatic Cancer Registration Committee of the Japan Pancreas Society: Annual report of registered cases of pancreatic cancer in Japan (in Japanese). Japan Pancreas Society, Tokyo, 1993.
13. Griffen JF, Smalley SR, Jewell W, Paradelo CJ, Reymond RD, Hassanein ESR, Evans RG: Patterns of failure after curative resection of pancreatic carcinoma. Cancer 1990; 66: 56–61.

Chirurgische Gastroenterologie
mit interdisziplinären Gesprächen

Chir Gastroenterol 1997;13(suppl 1):36–42

H. Witzigmann[a]
R. Schwarz[a]
K. Kohlhaw[a]
K. Pohl[b]
J. Hauss[a]

Neuroendokrine Tumoren des Pankreas unter besonderer Berücksichtigung der Insulinome und Gastrinome

[a] Klinik für Abdominal-, Transplantations- und Gefäßchirurgie, Zentrum für Chirurgie,
[b] Medizinische Klinik II, Zentrum für Innere Medizin, Universitätsklinikum Leipzig

Schlüsselwörter
Endokrine Pankreastumoren · Gastrinom · Insulinom

Zusammenfassung
Derzeit sind etwa 12 Syndrome neuroendokriner Tumoren des Pankreas identifiziert. Die Rate der funktionell inaktiven Tumoren beträgt 18–36%. Die Malignitätsrate der endokrinen Pankreastumoren liegt mit Ausnahme der Insulinome bei 50% und darüber. Wichtig für das weitere diagnostische und therapeutische Vorgehen ist der Ausschluß einer multiplen endokrinen Neoplasie (MEN) Typ I. Die Histogenese der endokrinen Zellen des gastroenteropankreatischen Systems ist dem Konzept des diffusen neuroendokrinen Systems näherstehend als dem klassischen APUD-Konzept. Insulinome (etwa 50%) und Gastrinome (etwa 25%) sind die häufigsten endokrinen Pankreastumoren. Eine umfangreiche präoperative Lokalisationsdiagnostik ist bei Insulinomen und Gastrinomen beim Ersteingriff und beim Fehlen einer MEN I wegen der hohen Sensitivität der intraoperativen Exploration nicht notwendig. Bei Insulinomen wird mittels Tumorenukleation eine Heilungsrate von über 95% erreicht. Die Rate der kurativen Resektion für Gastrinome – bis zu 2/3 liegen extrapankreatisch – beträgt nur 30–40%. Zur Behandlung von Lebermetastasen stehen 5 Verfahren zur Verfügung, welche auch in Kombination angewendet werden können: Tumorresektion, Chemoembolisation, antihormonale Behandlung, Chemotherapie und die Lebertransplantation.

Key Words
Endocrine pancreas tumors · Gastrinoma · Insulinoma

Summary
Today approximately a dozen syndromes of neuroendocrine tumors of the pancreas are identified. Functionally inactive tumors account for 18–36% of all endocrine tumors of the pancreas. With the exception of insulinomas, the frequency rate of malignancy is more than 50%. The exclusion of multiple endocrine neoplasia type I is important because of diagnostic and therapeutic implications. The histogenesis of the endocrine cells of the gastroendopancreatic system rembles more the diffuse neuroendocrine system than the classic APUD-concept. The most frequent endocrine tumors of the pancreas are insulinomas (about 50%) and gastrinomas (about 25%). In case of a primary operation without a multiple endocrine neoplasia type I syndrome, a preoperative localization procedure is not necessary due to the high sensitivity of the intraoperative exploration. The cure rate by means of surgical treatment for insulinomas is more than 95%. Curative resection for gastrinomas in only 30–40%. Therapeutical options for liver metastases are tumor resection, chemoembolization, antihormone treatment, chemotherapy, and liver transplantation.

Der Zusammenhang zwischen einem Inselzelltumor und der Entwicklung einer Hypoglykämie wurde erstmals 1927 von Wilder et al. [1] gesichert Es folgten die Beschreibung des Zollinger-Ellison-Syndroms 1955 [2] des VIPoms 1958 [3], des Glukagonoms 1974 [4] und des Somatostatinoms 1977 [5, 6].
Die endokrinen Tumoren des gastroenteropankreatischen (GEP-) Systems lassen sich sowohl funktionszytologisch als auch nach dem Organsystem, in dem sie vorwiegend auftreten, einteilen. Die Unterscheidung endokriner Tumoren des Gastrointestinaltraktes von denen des Pankreas bietet zwar strukturelle Schwierigkeiten, da zum Beispiel Gastrinome und VIPome in beiden Organsystemen vorkommen, ist jedoch aus klinischer Sicht sinnvoll. Endokrine Tumoren des Pankreas bilden einen Anteil von 1–3% aller Pankreastumoren.

KARGER

Fax (0761) 4520714
http://www.karger.ch

Dr. H. Witzigmann
Klinik für Abdominal-, Transplantations- und Gefäßchirurgie
Zentrum für Chirurgie
Universitätsklinikum Leipzig
Liebigstraße 20a
D-04103 Leipzig

Klassifikation

Die Klassifikation der endokrinen Pankreastumoren erfolgt nach dem im Serum und Tumorgewebe nachgewiesenen Hormon bzw. bei Nachweis von mehreren Hormonen nach dem für das klinische Syndrom verantwortlichen Hormon. Wenn der Tumor zu keinem klinischen Syndrom führt, wird er als funktionell inaktiv bezeichnet. Im Schrifttum liegt die Rate der funktionell inaktiven endokrinen Pankreastumoren bei 18–36%. Bei Autopsien können in etwa 1% der Fälle funktionsinaktive Tumoren – meist klein (<1 cm) und gekapselt – gefunden werden. [7] Viele der als funktionell inaktiv eingestuften Tumoren sind am Beginn der klinischen Symptomatik nachzuweisen oder bleiben durch eine hormonelle Gegenregulation klinisch stumm; sie sind jedoch faktisch funktionell aktiv. Es ist deshalb anzunehmen, daß die tatsächliche Rate der funktionell inaktiven Tumore niedriger liegt. Auf der anderen Seite werden durch den breiten Einsatz der Computertomographie (CT) häufiger klinisch stumme Pankreastumoren entdeckt.

Derzeit sind etwa 12 Syndrome neuroendokriner Tumoren des Pankreas identifiziert (Tab. 1). Mit Ausnahme der Insulinome und Gastrinome sind es Raritäten. Das Bestehen von klinischen Syndromen durch Tumoren, welche hauptsächlich pankreatisches Polypeptid, Somatostatin und Neurotensin sezernieren, ist umstritten. Immunhistochemisch sind häufig neben dem sogenannten Haupthormon noch andere Hormone gleichzeitig in verschiedenen Zellklonen oder zusammen in einem Granulum anzutreffen. Die Malignitätsrate der endokrinen Pankreastumoren liegt mit Ausnahme der Insulinome bei 50% und darüber. Bis zu 70% der Gastrinome [11–13] und etwa 50% der Somatostatinome [1] sind extrapankreatisch lokalisiert. Die häufigsten pankreatischen Tumoren bei der multiplen endokrinen Neoplasie Typ I sind Insulinome und Gastrinome. Im Durchschnitt kommt bei 25% der Patienten mit einem Zollinger-Ellison-Syndrom eine multiple endokrine Neoplasie Typ I vor.

Histogenese

Die (neuro-)endokrinen Zellen des GEP-Systems stellen die quantitativ und qualitativ größte Gruppe des diffusen neuroendokrinen Systems dar. Von etwa 50 unterscheidbaren Zelltypen lassen sich etwa 30 im GEP-System identifizieren [11, 14]. In den Langerhansschen Inseln sind derzeit 4 verschiedene Zellen identifiziert, nämlich die A- (Glukagon), B- (Insulin), D-(Somatostatin) und die PP-Zellen [15].

Die ursprüngliche Beschreibung der (neuro-)endokrinen Zellen des GEP-Systems im Rahmen des klassischen APUD-Konzeptes bzw. des enterochromaffinen Zellsystems ist als überholt anzusehen [16, 17]. Den biologischen Gegebenheiten weit näher stehend ist das Konzept des (diffusen) neuroendokrinen Systems (NES-System, einer erweiterten und modifizierten APUD-Theorie entsprechend [14]) bzw. die Paraneuron-Theorie [18, 19]. Beide Formulierungen postulieren hierbei eine «neurogene» Kompetenz des Endoderms und knüpfen somit an die bereits von dem französisch-kanadischen Pathologen Pierre Masson in den 20er Jahren artikulierte Vorstellung eines Neuroendoderms an [20]. Die in speziellen Zellen ekto- und endodermalen Ursprungs nachweisbare Aktivierung proneuraler und neurogener Gene erklärt hierbei die oft extreme Ähnlichkeit bzw. Identität morphologischer und funktioneller Merkmale von Neuronen und (neuro-)endokrinen Zellen [14, 21, 22]. Inselzellen synthetisieren unter anderem die neuronenspezifischen Marker «Neuronspezifische Enolase» (NSE) und Tyrosin-Hydroxylase (TH) [21].

Neuroendokrine Zellen und ihre Neoplasien leiten sich aus nicht volldifferenzierten, meist plurihormonalen Vorläuferzellen mit (pro-)neuralem Phänotyp ab [21, 22]. Hierbei besitzt jedes der sogenannten Keimblätter – also auch das Endoderm – die Kapazität zur Bildung dieser Progenitor-Zellen [14, 18, 19, 21]. Beim Pankreas sind während der embryonalen Entwicklung in den kleinen Gängen der Pankreasanlage die Vorläuferzellen aller 4 Inselzellen nachweisbar. Durch «Abtropfen» (Endophythie [17],

Tab. 1. Endokrine Pankreastumoren – Klassifikation [aus 1, 8–10]

	Häufigkeit, %	Hormone	Malignitätsrate, %	Extrapankreatische Lokalisation, %
Insulinom	51–68	*Insulin* PP, Glukagon	5–10	1
Gastrinom (Zollinger-Ellison-Syndrom)	24	*Gastrin* Insulin, PP, Glucagon, ACTH	60 (Lymphknoten) 22 (Leber)	bis 75
VIPom	<5	*VIP* PP, Glukagon	40–75	15
Glukagonom	<5	*Glucagonom* PP, Somatostatin, Insulin	50–70	<1
Somatostatinom	<5	*Somatostatin* PP, Insulin, Calcitonin	50–70	50

ACTH-, MSH-, PTH-, PP-, GRF-, Karzinoid-, VIP-, Neurotensin-, Calcitonin-, MEN-I-Syndrom, funktionell inaktive Tumoren, gemischte endokrine/exokrine Tumoren.

Bourgeonnement [20]) wandern die Zellen aus dem epithelialen Zellverband aus und bilden das sogenannte Inselzellparenchym [15, 21]. Unter anormalen Bedingungen entstehen aus undifferenzierten Vorläuferzellen durch Transformation Neoplasien [17, 19, 23].
Etwa _ aller neuroendokrinen Pankreastumoren sind Insulinome (etwa 50%) und Gastrinome (etwa 25%). Die anderen endokrinen Pankreastumoren sind Raritäten. Deshalb beschränken wir uns in dieser Arbeit auf diese beiden häufigen Tumorarten einschließlich der duodenalen Gastrinome.

Tumorlokalisation

Dagett et al. [24] zeigten 1981 als erste für die Insulinome, daß die sorgfältige chirurgische Exploration des Pankreas die beste Lokalisationsmethode darstellt. Trotz erheblicher Fortschritte in der Technik der bildgebenden Verfahren gilt dies auch heute noch. Die Sensitivität von perkutanem Ultraschall (US), CT und Kernspintomographie (MRT) liegt für Insulinome und Gastrinome im Bereich von 50% und darüber [25, 26]. Im MRT sind jedoch 83% der Lebermetastasen darstellbar [27]. Die Sensitivität von US und CT sinkt bei Tumoren unter 1 cm und Lokalisation im Pankreasschwanz. Die Angiographie – lange Zeit der Goldstandard bei den Insulinomen – hat in erfahrenen Händen eine Sensitivität von durchschnittlich 60% und ist unabhängig von Größe und Lokalisation der Tumoren [26, 27]. Die perkutane transhepatische Pfortaderkatheterisierung (perkutanes Venensampling) und die sogenannte Immamuratechnik, d. h. die selektive arterielle Stimulation mit Kalzium bei Insulinomen und mit Sekretin bei Gastrinomen, haben eine gegen 100% gehende Sensitivität [26, 28]. Sie sind jedoch invasive Methoden, führen nur zu einer Regionalisierung der Tumoren, und die Ergebnisse beruhen – im Vergleich zu US, CT und Angiographie – auf kleinen Patientenzahlen. Die Octreotidszintigraphie gibt ebenfalls eine ungenaue Lokalisationsangabe und dient vor allem zum Ausschluß von Fernmetastasen und zur Selektionierung von Somatostatinrezeptor-positiven Tumoren für eine mögliche spätere Behandlung mit Octreotid [29]. Zu den effizientesten präoperativen Lokalisationsmethoden in bezug auf Sensitivität, Komplikationen und Kosten gehört die Endosonographie. Die Tumoren können – mit Ausnahme der Duodenaltumoren – in 80–90% der Fälle identifiziert werden [30].
Die Notwendigkeit einer umfangreichen präoperativen Lokalisationsdiagnostik wird infolge der hohen Erfolgsrate der intraoperativen Lokalisationsmethoden (Tab. 2) kontrovers diskutiert. Die Palpation und die intraoperative Sonographie haben jeweils für sich bei den Insulinomen [26, 31]. und bei den pankreatischen Gastrinomen [31, 32] eine Sensitivität von über 90%. Durch die Kombination beider Verfahren werden über 95% der Adenome gefunden [33]. In einer prospektiven Studie der National Institutes of Health (NIH) konnten bei 27 Patienten alle duodenalen Gastrinome mittels Duodenotomie und Palpation gefunden werden [13]. Dieses Verfahren erwies sich somit bei duodenaler Lokalisation – wie von Thompson et al. [34,35] vorgeschlagen – als eindeutig überlegene Methode.
Zusammenfassend läßt sich für die Insulinome und Gastrinome feststellen, daß beim Ersteingriff und beim Fehlen von einer multiplen endokrinen Neoplasie (MEN) Typ I die hohe Sensitivität der intraoperativen Lokalisationsdiagnostik eine umfangreiche präoperative Diagnostik als überflüssig erscheinen läßt. So empfiehlt Rothmund [36] aufgrund eigener Erfahrungen und der Ergebnisse im Schrifttum als einzige präoperative Untersuchung den US zum Ausschluß von Metastasen. Es ist jedoch anzunehmen, daß das intraoperative Vorgehen durch präoperative bildgebende Verfahren beeinflußt wird [37, 38].

Tab. 2. Endokrine Pankreastumoren – intraoperative Lokalisation [aus 13, 26, 31, 32]

	Sensitivität		
	Insulinome	Gastrinome	
		Pankreas	Duodenum
Palpation	75–95	91	61
Ultraschall	88	91	30
Ultraschall und Transillumination	–	–	64
Duodenotomie	–	–	100

Diagnostische und therapeutische Strategie beim Insulinom

Dem organischen Hyperinsulinismus liegen in etwa. 80–90% der Fälle ein solitäres Adenom, in etwa 10% (4–20%) multiple Adenome und in 5–10% Inselzellkarzinome zugrunde. Bei etwa $^3/_4$ der multiplen Adenome liegt ein MEN I vor [39]. Eine Nesidioblastose, definiert als diffuse Proliferation von Inselzellen, und eine Mikroadenomatose – eine Sonderform der multiplen Tumoren mit einer Tumorgröße unter 0,5 cm – finden sich nach Untersuchungen von Thompson et al. [40] regelmäßig beim MEN-Syndrom. Zur Tumorlokalisation empfiehlt sich beim organischen Hyperinsulinismus ohne MEN I folgendes Vorgehen: präoperativ die perkutane US-Untersuchung und die Endosonographie, intraoperativ die subtile Abtastung des gesamten Pankreas und die intraoperative Sonographie. Bei der Tumorenukleation ist die intraoperative US-Untersuchung zur Darstellung von Pankreas- und Gallengang, Milzvene und Vena mesenterica superior nützlich. Nur bei 3–4% der Insulinome findet sich ein MEN I [41]. Bei Vorliegen einer MEN I und Reeingriffen besteht Konsens, die diagnostischen Möglichkeiten der bildgebenden Verfahren auszunützen [33]. Als Reihenfolge ist zu empfehlen: der perkutane US, die endoskopische Sonographie, CT und/oder MRT und die Angiographie. Falls mit diesen Untersuchungen kein Tumor gefunden wird, können das portalvenöse Sampling und die selektive arterielle Injektion mit Calcium durchgeführt werden. Diese beiden letztgenannten Methoden werden jedoch von manchen Autoren beim Ersteingriff nicht für notwendig erachtet [39, 42].

In der operativen Strategie beim MEN I ist es wichtig, neben den palpablen Tumoren durch eine intraoperative Schnellschnittuntersuchung von makroskopisch unauffälligem Pankreasgewebe eine Mikroadenomatose oder Nesidioblastose auszuschließen. Bei multiplen Makroadenomen links der Pfortader ist eine Pankreaslinksresektion der multiplen Enukleation vorzuziehen [42–44]. Bei alleiniger Lokalisation im Pankreaskopf sollten jedoch multiple Enukleationen ohne resezierenden Eingriff (Kausch-Wipple-Operation) erfolgen [42, 43]. Bei Vorliegen einer Mikroadenomatose und/oder Nesidioblastose werden ausgedehntere Pankreaslinksresektionen (75–85%) mit Adenomenukleation im Restorgan empfohlen [39, 40, 42, 45]. Eine internationale, multizentrische Studie (15 Zentren) erbrachte bei 396 Patienten mit Insulinomen nach Erst- und Zweiteingriff eine Erfolgsrate von 97,5%, jedoch eine sehr hohe Morbiditätsrate von 31,5% und eine Letalität von 2,0% [43].

Diagnostische und therapeutische Strategie bei Gastrinom

Etwa 80–90% der Gastrinome sind im sogenannten Gastrinomadreieck lokalisiert. Bis zu 2/3 der Gastrinome liegen extrapankreatisch, meist im Duodenum [11, 13, 40]; die duodenalen Tumoren werden im folgenden mit einbezogen. 30–40% der sporadischen Gastrinome haben duodenale Tumoren, und fast alle Patienten mit MEN I und Zollinger-Ellison-Syndrom (ZES) haben primäre duodenale Gastrinome mit oder ohne zusätzliche neuroendokrine Tumoren im Pankreas [34, 46–48]. Im Durchschnitt kommt bei 25% der Patienten mit ZES ein MEN I vor. Die Häufigkeiten schwanken zwischen 9 und 70% [32, 49–51]. Umgekehrt kommt das ZES bei 2/3 der Patienten mit MEN I vor.

Das Vorkommen von pimären Lymphknotengastrinomen wird im Schrifttum kontrovers diskutiert. In einer großen prospektiven Serie der NIH mit 110 Patienten mit ZES fanden sich bei 21 Patienten Gastrinome nur in einem oder mehreren regionalen Lymphknoten. Nach durchgeführter Lymphknotendissektion waren 9 der 21 Patienten (43%) bei einer medianen Nachbeobachtungszeit von 5,3 Jahren biochemisch geheilt [52]. Die Mehrheit der Autoren nimmt jedoch an, daß es sich bei den Berichten von primären Lymphknotengastrinomen z. T. um Metastasen von okkulten duodenalen Tumoren handelt [35, 49].

Duodenale Gastrinome sind in der Regel klein (<1 cm), submukös in Pars 1 oder 2 des Duodenums gelegen, solitär bei der sporadischen Verlaufsform und multipel bei der MEN I [35, 53]. Demgegenüber sind Gastrinome des Pankreas meist im Kopf lokalisiert und größer als 1 cm [49, 54]. Immunhistologische Untersuchungen zeigten in den duodenalen Gastrinomen seltener Insulin, und dann signifikant weniger insulin- und glukagonhaltige Zellen als in pankreatischen Tumoren [55, 56]. ACTH und mRNA für Propiomelanokortin konnten nur in malignen Gastrinomen des Pankreas nachgewiesen werden [56, Kommentar]. Diese Untersuchungen weisen auf einen unterschiedlichen Zellursprung und/oder eine Differenzierung der duodenalen und pankreatischen Gastrinome hin. 1961 wurden zum ersten Mal von Oberhelman [57] ulzerogene Tumoren im Duodenum beschrieben, wobei 50% der Patienten Lymphknotenmetastasen hatten. Er berichtete 1972 über gute Ergebnisse nach chirurgischer Resektion [58]. Auch Zollinger [59] bestätigte die relativ gute Prognose der duodenalen Gastrinome. Duodenale Gastrinome – sowohl sporadisch als auch MEN-I-assoziiert – scheinen sich biologisch weniger aggressiv als die pankreatischen zu verhalten mit Begrenzung der Metastasen auf die regionären Lymphknoten [35, 49, 53].

Im Schrifttum liegt die Rate der Lymphknotenmetastasen bei den sporadischen wie bei den MEN-I-assoziierten Gastrinomen des Duodenums bei 30–60% [34, 35, 46, 49, 56] und in manchen Arbeiten sogar noch höher [34, 48]. Es konnten dabei auch bei Primärtumoren von 1,5–2 mm Lymphknotenmetastasen gefunden werden [35]. Die entspricht der Lymphknotenmetastasierungsrate der sporadischen pankreatischen Gastrinome. Die Inzidenz der Lebermetastasen liegt dagegen bei den duodenalen Gastrinomen unter 10% und bei den sporadischen pankreatischen Formen über 22% [11, 56].

Die Behandlung des ZES bei MEN I ist wegen der in der Vergangenheit häufig erfolglosen Operationen umstritten. Als eine der Ursachen der schlechten Operationsergebnisse werden übersehene kleine Tumoren im Duodenum vermutet [46, 50, 51]. Im neueren Schrifttum gibt es sowohl Gegner [50, 60] als auch Befürworter der Operation [34, 46, 49]. Letztere empfehlen, bei diesen Patienten wegen der nicht unerheblichen malignen Potenz die kurative Resektion der meist duodenalen und gegebenenfalls pankreatischen Tumoren mit regionaler Lymphknotendissektion anzustreben.

Infolge der bereits dargestellten hohen Sensitivität der intraoperativen Sonographie und Palpation sind beim Ersteingriff als präoperative Lokalisationsmethoden – wie beim Insulinom – die US-Untersuchung und die Endosonographie zu empfehlen. Für das Auffinden der kleinen duodenalen Tumoren erwies sich die Duodenotomie mit subtiler bidigitaler Palpation als effektivste Methode [34, 35]. Diese beinhaltet eine Längsduodenotomie über etwa 6 cm im Pars 2 des Duodenums mit intraluminaler Austastung vom Pylorus bis zum Treitzschen Band und gegebenenfalls Eversion der Schleimhaut. Diese Exploration des Duodenums muß bei MEN-I-Patienten wegen der fast ausschließlich vorkommenden duodenalen Gastrinome immer erfolgen [34, 35]. Bei der sporadischen Form ist die Duodenotomie nur dann indiziert, wenn kein Tumor im Pankreas auffindbar ist. Duodenale Tumoren unter 0,5 cm konnen submukös exzidiert werden, größere Tumoren werden mit Vollwandresektion entfernt. Die Pankreastumoren werden unter Vermeidung von resezierenden Maßnahmen enukleiert. Immer muß wegen der Neigung zu Lymphknotenmetastasen eine regionale, periduodenale und peripankreatische Lymphknotendissektion durchgeführt werden. Eine Whipple-Operation und Gastrektomie sowie blinde Resektionen sind wegen der Möglichkeit der medikamentösen Säureblockade nicht indiziert [61].

Die Rate der kurativen Resektion bei Gastrinomen liegt bei 30–40%, wobei die Ergebnisse der Patienten mit MEN I etwas schlechter sind [11, 13, 35, 48, 51, 53].

Tab. 3. Endokrine Pankreastumoren – Transplantation (Literaturübersicht)

Autor	Jahr	Patientenzahl, n	Überleben, n	Überlebenszeit, Monate
Arnold et al. [70]	1989	2	1 / 2	7–38
Makowka et al. [71]	1989	3	3 / 3	7–34
Alsina et al. [72]	1990	2	2 / 2	5–13
Wenisch et al. [73]	1992	4	2 / 4	0–11
Lobe et al. [74]	1992	1	1 / 1	15
Curtiss et al. [75]	1995	3	3 / 3	12–30
Azoulay und Bismuth [76]	1995	1	1 / 1	1
Anthuber et al. [77]	1996	3	0 / 3	0–8
Lang et al [78]	1996	5	4 / 5	2–84

Behandlungsrichtlinien bei endokrinen Pankreastumoren mit Lebermetastasen

Maligne endokrine Pankreastumoren zeigen – wie auch die gastroenteralen endokrinen Tumoren – in der Regel eine langsame Wachstumsrate. Stillstand oder minimale Progression über Jahre und sogar Jahrzehnte sind dokumentiert [8, 62]. Thompson et al. [63] berichteten bei Patienten mit nichtresektablen Inselzellkarzinomen und Lebermetastasen über eine mediane Überlebenszeit von 4 Jahren, wobei 40% der Patienten nach 5 Jahren noch lebten. Die Therapieziele bei Lebermetastasierung sind die Tumorresektion bzw.- reduktion sowie die weitere Hemmung des Tumorwachstums und die Behandlung von hormonassoziierten Symptomen. Die Behandlungsmaßnahmen sollten infolge der guten Prognose die Lebensqualität möglichst wenig beeinträchtigen.

Zur Behandlung von metastasierenden, endokrinen Pankreastumoren stehen im wesentlichen folgende 5 Verfahren zur Verfügung, welche häufig in Kombination angewendet werden: die Tumorresektion bzw. -reduktion, die Chemoembolisation, die antihormonale Behandlung (Säurehemmer, Diazoxid, Octreotid, Interferon-alpha), die Chemotherapie und die Lebertransplantation. Therapie der ersten Wahl ist die Tumorresektion in kurativer Absicht. Bei diffuser Metastasierung ist, bei lokaler Symptomatik oder wenn ein Großteil der Tumormassen mit ausreichender Restfunktion der Leber entfernbar ist, auch eine Reduktion der Tumormasse sinnvoll. Eine Literaturrecherche von Nagorney et al. [64] erbrachte bei 22 Patienten mit Inselzellkarzinomen und Lebermetastasen nach Tumorresektion oder -reduktion eine mittlere Überlebenszeit von 5,4 Jahren bei einer Letalität von 9,1%. Durch die chirurgische Therapie konnte eine prompte Besserung der klinischen Endokrinopathie bei 17 Patienten erreicht werden, und 9 der 22 Patienten waren während einer begrenzten Nachbeobachtungszeit biochemisch und klinisch rezidivfrei [64]. Bei Patienten, für die die chirurgische Therapie nicht in Frage kommt, ist die Chemoembolisation die Methode der Wahl. Bei durchschnittlich 50% der Patienten kann eine Tumorregression und eine Reduktion der Hormonsekretion erreicht werden [65].

Die antihormonale Therapie besteht in der Gabe von Säurehemmern bei Gastrinomen und Diazoxid bei Insulinomen. Octreotid hemmt die Sekretion von Hormonen und hat offenbar auch eine antiproliferative Wirkung [66]. Nach einer deutschen multizentrischen Sandostatinstudie sprechen etwa 40% der Patienten mit metastasierenden gastroenteropankreatischen Tumoren und nachgewiesener Tumorprogression zumindestens zeitweise auf eine Therapie mit Octreotid im Sinne einer Wachstumshemmung an [67]. Ein weiterer, neuer Therapieansatz ist die Kombination von Octreotid mit Interferon-alpha [68].

Die Ansprechraten bei der Chemotherapie liegen zusammengefaßt zwischen 20 und 60%, sind nur selten langanhaltend und beinhalten beträchtliche Nebenwirkungen. Sie verschlechtern den in aller Regel oft erstaunlich guten Allgemeinzustand von Patienten mit ausgedehnter Metastasierung nachhaltig. Faßt man die Ergebnisse der neueren Studien zur Chemotherapie zusammen, so scheinen insbesondere Patienten mit schnellwachsenden, entdifferenzierten Tumoren von einer Chemotherapie zu profitieren [68]. Nur bei diesen Patienten und nicht bei denen mit gut differenzierten Tumoren ist die Chemotherapie als primäre Behandlungsmaßnahme zu erwägen [69]. Arnold et al. [69] empfehlen aufgrund der neuesten Studienergebnisse bei gut differenzierten neuroendokrinen Karzinomen die Kombination Steptozotocin/Doxorubicin und bei schnellwachsenden, entdifferenzierten Tumoren Cisplatin/Etoposid.

Lebertransplantation bei Lebermetastasen

Die Lebertransplantation sollte für Patienten mit ausgedehnten Lebermetastasen oder therapierefraktären hormonellen Symptomen bei gleichzeitig fehlender extrahepatischer Metastasierung in Erwägung gezogen werden. Tabelle 3 zeigt eine Literaturübersicht über 24 Patienten, bei denen wegen metastasierender, endokriner Pankreastumoren eine Lebertransplantation, zum Teil in Kombination mit multiviszeraler Oberbauchresektion, erfolgte. Es handelt sich um je 3 Gastrinome und Glukagonome, je 2 Insulinome und VIPome, je 1 Somatostatinom, PPom und Cushing-Syndrom und um 11 weitere, meist hormonell inaktive Tumoren. Die mittlere Überlebenszeit zum Zeitpunkt der Veröffentlichungen betrug 22 Monate. Sechs von insgesamt 7 verstorbenen Patienten überlebten nicht das erste Jahr, das entspricht einer Sterberate von 25% innerhalb des ersten Jahres. Todesursachen waren 4mal ein Tumorrezidiv und je einmal Sepsis, Multiorganversagen und chronische Abstoßung. Von den 17 noch lebenden Patienten entwickelten 3 nach 31, 84 bzw. 54 Monaten ein Tumorrezidiv. Aufgrund dieser Daten und der relativ langen spontanen Überlebenszeiten auch bei ausgedehnter Tumorerkrankung sollte die Indikation zur Lebertransplantation immer im Einzelfall getroffen werden.

Literatur

1 Meko JB, Norton JA: Endocrine tumors of the pancreas. Current Opinion in General Surgery; vol 2. Philadelphia, Current Science, 1994, pp 186–194.
2 Zollinger RM, Ellison EH: Primary peptic ulceration of the jejunum associated with islet cell tumors of the pancreas. Ann Surg 1955;142:709–728.
3 Verner JV, Morrison AB: Islet-cell tumor and a syndrome of refractory watery diarrhea and hypokaliemia. Am J Med 1958;25:374–380.
4 Mallinson CN, Bloom SR, Warin AP, Salmon PR, Cox B: A glucagonoma syndrome. Lancet 1974; ii:1–5.
5 Ganda OP, Weir GC, Soeldner JS: „Somatoststinoma": A somatostatin-containing tumor of the endocrine pancreas. N Engl J Med 1977; 296: 963–967.
6 Larsson LI, Hirsch MA, Holst JJ: Pancreatic somatostatinoma: Clinical features and physiologic implications. Lancet 1977;i:666–668.
7 McGee J, Isaacson PG, Wright NA: Oxford Textbook of Pathology. Oxford, Oxford University Press, 1992.
8 Creutzfeldt W: Endocrine tumors of the pancreas; in Arquilla E, Volk BW (eds): The Diabetic Pancreas; 2nd ed. New York, Plenum, 1985.
9 van Heerden JA, Thompson GB: Islet cell tumors of the pancreas; in Trede M, Carter DC (eds): Surgery of the Pancreas. Edinburgh, Churchill Livingstone, 1993, pp 545–561.
10 Creutzfeldt W, Arnold R: Endocrine tumors of the pancreas: Clinical picture, diagnosis and therapy; in Trede M, Carter DC (eds): Surgery of the Pancreas. Edinburgh, Churchill Livingstone, 1993, pp 521–544.
11 Delcore R, Friesen SR: Gastrointestinal neuroendocrine tumors. J Am Col Surg 1994;178:187–211.
12 Delcore R, Cheung LY, Friesen SR: Characteristics of duodenal wall gastrinomas. Am J Surg 1990;160: 621–624.
13 Sugg SL, Norton JA, Fraker DL, Metz DC, Pisegna JR, Fishbeyn V, Beyna RV, Shawker TH, Doppman JL, Jensen RT: A prognostic study of intraoperative methods to diagnose and resect duodenal gastrinomas. Ann Surg 1993;218:138–144.
14 Pearse AGE: Genesis of the neuroendocrine system. Surgical Endocrinology; 2nd ed. Philadelphia, Lippincott, 1990, pp 15–23.
15 Falkmer S: Origin of the parenchymal cells of the endocrine pancreas: Some phylogenetic and ontogenetic aspects; in Mignon M, Jensen RT (eds): Endocrine Tumors of the Pancreas. Front Gastrointest Res. Basel, Karger, 1995, vol 23, pp 2–29.
16 Pearse AG: The cytochemistry and ultrastructure of polypeptide hormone-producing cells of the APUD series and the embryologic, physiologic and pathologic implications of the concept. J Histochem Cytochem 1969;17:303–313.
17 Feyrter F: Über diffuse endocrine epitheliale Organe. Leipzig, Barth, 1938.
18 Fujita T: Present status of paraneuron concept. Arch Hist Cyt 1989;52(suppl):1–8.
19 Baylin SB: APUD Cells: Facts and fiction. Trends Endocrinol Metabolism 1990;1:198–204.
20 Masson P: Carcinoids and nerve hyperplasia of the appendicular mucosa. Am J Pathol 1928;4: 181–211.
21 Teitelman G, Alpert S, Polak JM, Martinez A, Hanahan D: Precursor cells of mouse endocrine pancreas coexpress insulin, tyrosine hydroxylase and neuropeptide Y, but not pancreatic polypeptide. Development 1993;118:1031–1039.
22 Madsen OD, Karlsen L, Nielsen E, Lund K, Kofod H, Welinder B, Rehfeld JF, Larsson LI, Steiner DF, Holst JJ, Michelsen BK. The dissoziation of tumor induced weight loss from hypoglycaemia in an transplantable pluripotent rat islet tumor results in the segregation of stable alpha- and beta- cell tumor phenotypes. Endocrinology 1993;133:198–204.
23 Nauck M, Creutzfeldt W: Insulin-producing tumors and the insulinoma syndrome; in Dayal Y (eds): Endocrine Pathology of the Gut and the Pancreas. Boca Raton, CRC Press, 1991, pp 195–225.
24 Dagget PR, Kurtz AB, Morris DV: Is praeoperative localization of insulinomas necessary? Lancet 1981;318:483–486.
25 Orbuch M, Doppman JL, Strader DB, Fishbeyn VA, Benya RV, Metz DC, Jensen RT: Imaging for pancreatic endocrine tumor localization: Recent advances; in Mignon M, Jensen RT (eds): Endocrine Tumors of the Pancreas. Front Gastrointest Res. Basel, Karger, 1995, vol 23, pp 268–281.
26 Böttger TC, Junginger T: Is preoperative radiographic localization of islet cell tumors in patients with insulinoma necessary? World J Surg 1993;17:427–432.
27 Pisegna JR, Doppmann JL, Metz DC, Norton JA, Jensen RT: Prospective assessment of MR imaging in patients with Zollinger-Ellison syndrome. Dig Dis Sci (in press)
28 Strader DB, Doppman JL, Orbuch M, Jensen RT, Metz DC: Functional localization of pancreatic endocrine tumors; in Mignon M, Jensen RT (eds): Endocrine Tumors of the Pancreas. Front Gastrointest Res. Basel, Karger, 1995, vol 23, pp 282–297.
29 Kwekkeboom DJ, Krenning EP, Oei HY, van Eyck CHJ, Lamberts SWJ: Use of radiolabeled somatostatin to localize islet cell tumors; in Mignon M, Jensen RT (eds): Endocrine Tumors of the Pancreas. Front Gastrointest Res. Basel, Karger, 1995, vol 23, pp298–308.
30 Ruszniewski P, Amouyal P, Cadiot G, Mignon M, Bernades P: Endocrine tumors of the pancreatic area: Localization by endoscopic ultrasonography; in Mignon M, Jensen RT (eds): Endocrine Tumors of the Pancreas. Front Gastrointest Res. Basel, Karger, 1995, vol 23, pp 258–267.
31 Norton JA: Surgical treatment of islet cell tumors with special emphasis on operative ultrasound; in Mignon M, Jensen RT (eds): Endocrine Ttumors of the Pancreas. Front Gastrointest Res. Basel, Karger, 1995, vol 23, pp 309–332.
32 Norton JA, Cromack DT, Shawker TH, Doppman JL, Comi R, Gordon P, Maton PN, Gardner JD, Jensen RT: Intraoperative ultrasonographic localization of islet cell tumors. Ann Surg 1988;207:160-168.
33 Böttger T, Junginger T, Beyer J, Düber C: Ist eine präoperative Lokalisationsdiagnostik beim organischen Hyperinsulinismus aus der Sicht des Chirurgen heute noch notwendig? Chirurg 1996;67: 268–272.
34 Thompson NW, Pasieka J, Fukuuchi A: Duodenal gastrinomas, duodenotomy and duodenal exploration in the surgical management of Zollinger-Ellison syndrome. World J Surg 1993;17:455–462.
35 Thompson NW, Vinik AI, Eckhauser FE: Microgastrinomas of the duodenum: A course for failed operation of the ZES. Ann Surg 1989;209:396–404.
36 Rothmund M: Localization of endocrine pancreatic tumours. Br J Surg 1994;81:164–166.
37 Vinik AI, Delbridge L, Moattari R, Cho K, Thompson N: Transhepatic portal vein catheterization for localization of insulinomas. A ten-year experience. Surgery 1991;111:1.
38 Norton JA, Shawker TH, Doppman JL, Miller DL: Localization and surgical treatment of occult insulinomas. Ann Surg 1990;127:442.
39 Demeure MJ, Klonoff DC, Karam JH, Duh QY, Clark OH: Insulinomas associated with multiple endocrine neoplasia type I: The need for a different surgical approach. Surgery 1991;110:998.
40 Thompson NW, Lloyd RV, Nishiyama RH, Vinik AI, Strodel WE, Allo MD, Eckhauser FE, Talpos G, Mervak T: MEN I Pancreas: A histological and immunohistochemical study. World J Surg 1984;8:561–574.
41 Thompson NW: Surgical considerations in the MEN I syndrome; in Johnston IDA, Thompson NW (eds): Endocrine Surgery. London, Butterworths, 1983, pp 144–163.
42 Böttger T, Heintz A, Junginger T, Düber C, Beyer J: Diagnostische und therapeutische Strategie bei multiplen Insulinomen. Chirurg 1995;66:45–49.
43 Rothmund M, Angelini L, Brunt LM, Farndon JR, Geelhoed G, Grama D, Herfarth C, Kaplan EL, Largiader F, Morino F, Peiper HJ, Proye C, Röher HD, Rückert K, Kümmerle F, Thompson NW, van Heerden JA: Surgery for beningn insulinoma: An international review. World J Surg 1990;14:393–399.
44 Grant CS, van Heerden JA, Charboneau JW, James EM, Reading CC: Insulinoma. The value of intraoperative ultrasonography. Arch Surg 1988; 123:843.
45 Harness JK, Gellhoed GV, Thompson NW, Nishiyama H, Fajans S, Kraft R, Howard DR, Clard KA: Nesidioblastosis in adults. Arch Surg 1981; 116:575.
46 Layer P: Bestehen Unterschiede zwischen sporadischen und MEN-1-assoziierten Gastrinomen? Z Gastroenterol 1991;29:313–314.

47 Pipeleers- Marichal M, Somers G, Willems G: Gastrinomas in the duodenum of patients with multiple endocrine neoplasia type I and the Zollinger-Ellison syndrome. N Eng J Med 1990;322:723–727.
48 MacFarlane MP, Fraker DL, Alexander HR, Norton JA, Lubensky I, Jensen RT: Prospective study of surgical resection of duodenal and pancreatic gastrinomas in multiple endocrine neoplasia type I. Surgery 1995;118:973–980.
49 Pipeleers-Marichal M, Oonow C, Heitz PU, Klöppel G: Pathologic aspects of gastrinomas in patients with Zollinger-Ellison syndrome, with and without multiple endocrine neoplasia type I. W J Surg 1993;17:481–488.
50 Ruszniewski, P, Podevin P, Cadiot G, Marmuse JP, Mignon M, Vissuzaine C, Bonfils S, Lehy T: Clinical, anatomical and evaluative features of patients with the Zollinger-Ellison syndrome combined with type I multiple endocrine neoplasia. Pancreas 1993;8:295–304.
51 Norton JA, Jensen RT: Unresolved surgical issues in the management of patients with Zollinger-Ellison syndrome. W J Surg 1991;15:151–159.
52 Arnold WS, Fraker DL, Alexander HR, Weber HC, Norton JA, Jensen RT: Apparent lymph node primary gastrinoma. Surgery 1994;116:1123–1130.
53 Delcore R, Cheung LY, Friesen SR: Characteristics of duodenal wall gastrinomas. Am J Surg 1990; 160:621–624.
54 Thompson NW, Bondeson AG, Bondeson L, Vinik A: The surgical treatment of gastrinoma in MEN I syndrome patients. Surgery 1989;106:1081–1086.
55 Stamm B, Hedinger CE, Saremaslani P: Duodenal and ampullary carcinoid tumors. A report of 12 cases with pathological characteristics, polypeptide content and relation to the MEN I syndrome and van Recklinghausen´s disease (neurofibromatosis). Virchows Arch Pathol Anat 1986;408:475–489.
56 Imamura M, Kanda M, Takahashi K, Shimada Y, Miyahara T, Wagata T, Hashimoto M, Tobe T, Soga J: Clinicopathological characteristics of duodenal microgastrinomas. World J Surg 1992;703–710.
57 Oberhelman HA, Nelsen TS, Johnson AN, Dragstedt LR: Ulcerogenic tumors of the duodenum. Ann Surg 1961;153:214–227.
58 Oberhelman HA: Excisional therapy for ulcerogenic tumors of the duodenum: Long-term results. Arch Surg 1972;104:447–453.
59 Zollinger RM: Gastrinoma: factors influencing prognosis. Surgery 1984;97:149.
60 Hirschowitz BL: The clinical course of nonsurgically treated Zollinger-Ellison syndrome; in Mignon M, Jensen RT (eds): Endocrine Tumors of the Pancreas. Front Gastrointest Res. Basel, Karger, 1995, vol 23, pp 360–371.
61 Stinner B, Rothmund M: Surgical strategies for endocrine tumors. Onkologie 1992;15:346–354.
62 Arnold R: Therapeutic strategies in the management of endocrine GEP- tumours. Eur J Clin Invest 1990;20:82–90.
63 Thompson GB, van Heerden JA, Grant CS, Carney JA, Ilstrup DM: Islet cell carcinoma of the pancreas. A twenty-year experience. Surgery 1988;104: 1011–1017.
64 Nagorney DM, Que FG: Cytoreductive hepatic surgery for metastatic gastrointestinal neuroendocrine tumors; in Mignon M, Jensen RT (eds): Endocrine Tumors of the Pancreas. Front Gastrointest Res. Basel, Karger, 1995, vol 23, pp 416–430.
65 Arcenas AG, Ajani JA, Carrasco CH, Levin B, Wallace S: Vascular occlusive therapy for pancreatic endocrine tumors metastatic to the liver; in Mignon M, Jensen RT (eds): Endocrine Tumors of the Pancreas. Front Gastrointest Res. Basel, Karger, 1995, vol 23, pp 439–450.
66 Arnold R, Benning C, Nauhaus M, Rolwage M, Trautmann ME, and the German Sandostatin® Study Group: Gastroenteropancreatic endocrine tumors: Effect of Sandostatin® on tumor growth. Metabolism 1992;41(suppl):116–118.
67 Arnold R, Benning C, Nauhaus M, Rolwage M, Trautmann ME: Gastroenteropancreatic endocrine tumors: Effect of Sandostatin® on tumor growth. Digestion 1993;54 (suppl 1):72–75.
68 Nold R, Frank M, Kajdan U, Trost U, Klose KJ, Arnold R: Kombinierte Behandlung metastasierender endokriner Tumoren des Gastrointestinaltraktes mit Octreotid und Interferon-alpha. Z Gastroenterol 1994;32:193–197.
69 Arnold R, Frank M: Systemic chemotherapy for endocrine tumors of the pancreas: Recent advances; in Mignon M, Jensen RT (eds): Endocrine Tumors of the Pancreas. Front Gastrointest Res. Basel, Karger, 1995, vol 23, pp 431–438.
70 Arnold JC, O´Grady JG, Bird GL, Calne RY, Williams R: Liver transplantation for primary and secondary hepatic apudomas. Br J Surg 1989;76: 248–249.
71 Makowka L, Tzakis AG, Mazzaferro V, Teperman L, Demetris AJ, Iwatsuki S, Starzl TE: Transplantation of the liver for metastatic endocrine tumors of the intestine and pancreas. Surg Gynecol Obstet 1989;168:107–111.
72 Alsina AE, Bartus S, Hull D, Rosson R, Schweizer RT: Liver transplant for metastatic neuroendocrine tumor. J Clin Gastroenterol 1990;12:533–537.
73 Wenisch HJ, Markus BH, Herrmann GH, Usadel KH, Encke A: Multiviscerale Oberbauchresektion und orthotope Lebertransplantation – ein chirurgisches Behandlungskonzept für regionär metastasierende Tumoren des endokrinen Pancreas. Zentralbl Chir 1992;117:334–342.
74 Lobe TE, Vera SR, Bowman LC, Fontanesi J, Britt LG, Gaber AO: Hepatico-pancreato-gastroduodenectomy with transplantation for metastatic islet cell carcinoma in childhood. J Pediatr Surg 1992;27:227–229.
75 Curtiss SI, Mor E, Schwartz ME, Sung MW, Hytiroglou P, Thung SN, Sheiner PA, Emre S, Miller CM: A rational approach to the use of hepatic transplantation in the treatment of metastatic neuroendocrine tumors. J Am Coll Surg 1995;180: 184–187.
76 Azoulay D, Bismuth H: Role of liver surgery and transplantation in patients with hepatic metastases from pancreatic endocrine tumors; in Mignon M, Jensen RT (eds): Endocrine Tumors of the Pancreas. Front Gastrointest Res. Basel, Karger, 1995, vol 23, pp 461–476.
77 Anthuber M, Jauch KW, Briegel J, Groh J, Schildberg FW: Results of liver transplantation for gastroenteropancreatic tumor metastases. World J Surg 1996;20:73–76.
78 Lang H, Oldhafer KJ, Scheumann GF, Ringe B, Pichelmayr R: Ist die Lebertransplantation als chirurgisches Therapiekonzept bei Metastasen neuroendokriner Tumoren gerechtfertigt? Langenbecks Arch (in press).

Chirurgische Gastroenterologie
mit interdisziplinären Gesprächen

Chir Gastroenterol 1997;13(suppl 1):43–45

Th. Möller
K. Lange

Medizinische Klinik und Poliklinik II,
Universität Leipzig

Palliative interventionelle Therapie beim Pankreaskarzinom mit Verschlußikterus

Schlüsselwörter
Pankreaskarzinom · Verschlußikterus · Transhepatische/ transpapilläre Drainage · Metallstents

Zusammenfassung
Die palliative Therapie des Pankreaskarzinoms erfolgt perkutan-transhepatisch (PTCD) oder endoskopisch transpapillär (ERCD) durch Anlage einer Drainage. Der endoskopische Weg zur Wiederherstellung des antegraden Galleabflusses beseitigt die Symptome wie Pruritus und Ikterus und hat eine niedrigere Akutkomplikationsrate sowie geringere 30-Tage-Mortalität. Größere Stents wie Metallgitterprothesen haben eine längere Offenheitsdauer. Sie sollen bevorzugt gelegt werden bei Patienten, deren Lebenserwartung günstig erscheint und die eine geringe Tumorgröße haben.

Key Words
Pancreatic cancer · Occlusive jaundice · Transhepatic/transpapillary drainage · Metal stents

Summary
Palliative therapy of pancreatic cancer is performed by drainage either percutaneous-transhepatically (PTCD) or transpapillarily by endoscopy (ERCD). The endoscopic approach to reinstall antegrade bile drainage removes symptoms like pruritus and jaundice, and has a lower rate of acute complications and a lower 30-day mortality rate. Larger stents, e.g., metal mesh prostheses, remain patent for longer periods of time. They should be preferentially placed in patients with a favorable life expectancy and smaller tumor dimensions.

Das Pankreaskarzinom ist eine häufige Ursache für die Ausbildung einer mechanischen Cholestase. Aufgrund der hohen Treffsicherheit der endoskopischen retrograden Cholangiopankreatographie (ERCP) ist häufig eine Diagnosestellung rasch möglich [1].

Im eigenen Krankengut wurden 54% der biliären Drainagen bei Pankreas- und Papillenkarzinomen gelegt (Abb. 1).

Die Methode der endoskopischen Sondierung der Gallenwege und Einlage einer Prothese (ERCD) wurde erst nach der perkutanen transhepatischen Drainagelegung (PTCD) als nichtoperative Behandlungsmethode der malignen Gallenwegsobstruktion etabliert. Beide Methoden können auch kombiniert eingesetzt werden [2,3]. Die genannten Therapieformen sind heute in der klinischen Praxis zur Routine geworden und gehören zu einem festen Bestandteil der palliativen Behandlung des malignen Verschlußikterus.

Mit der palliativen Intervention bei vorhandenem malignen Ikterus durch ein Pankreasmalignom werden folgende Ziele angestrebt:

1. Durch die Drainagelegung, entweder endoskopisch transpapillär oder perkutan-transhepatisch, erfolgt eine *Wiederherstellung des antegraden Galleabflusses.*
2. Durch die Überbrückung der tumorbedingten Kompression des Ductus choledochus mit Abflußbehinderung werden die klinischen Symptome wie *Pruritus und Ikterus* regredient.
   Eine Besserung des Allgemeinbefindens der Patienten nach *Beseitigung der Cholangitis* ist zu erwarten.
3. Trotz Metastasierung des Pankreaskarzinoms tritt in vielen Fällen eine *Verbesserung der Lebensqualität* ein.

Die palliativen Therapieformen, sei es auf endoskopischem retrogradem oder perkutan-transhepatischem Wege, ergänzen sich im Indikationsbereich. Eine Wahl der Methode richtet sich nach den anatomischen Gegebenheiten. Bei postbulbären Stenosen oder biliodigestiven Anastomosen sind endoskopische Interventionen meist nicht sinnvoll.

Nach Smith et al.[4] soll die endoskopische Behandlung gegenüber chirurgischen Verfahren eine statistisch signifikant niedrige Letalität haben. Die 30-Tage-Mortalität ist bei endoskopischer Behandlung geringer als bei der perkutan-transhepatischen Drainagelegung [5]. Spätkomplikationen bei endoskopischen Drainagelegungen wie Duodenalstenosen bzw. Rezidivikterus werden hierbei nicht bewertet.

Über die einzelnen Formationen des Pankreaskarzinoms unter der endoskopischen retrograden Pankreatographie (ERP) wurde

KARGER

Prof. Dr. Th. Möller
Medizinische Klinik und Poliklinik II
Universität Leipzig
Philipp-Rosenthal-Straße 27
D-04103 Leipzig

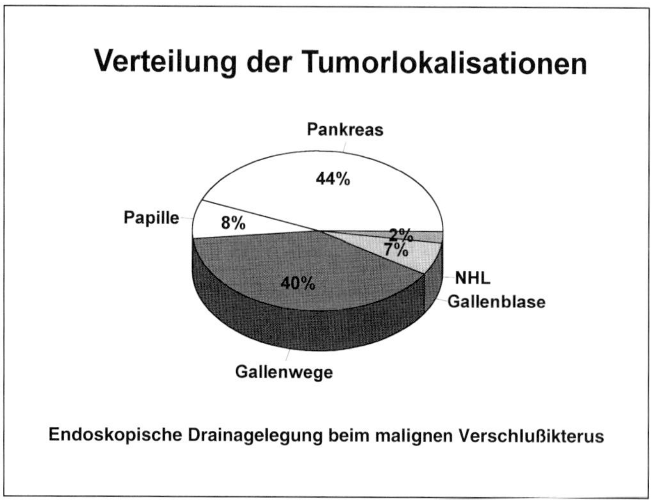

Abb. 1. Tumorlokalisation beim malignen Verschlußikterus.

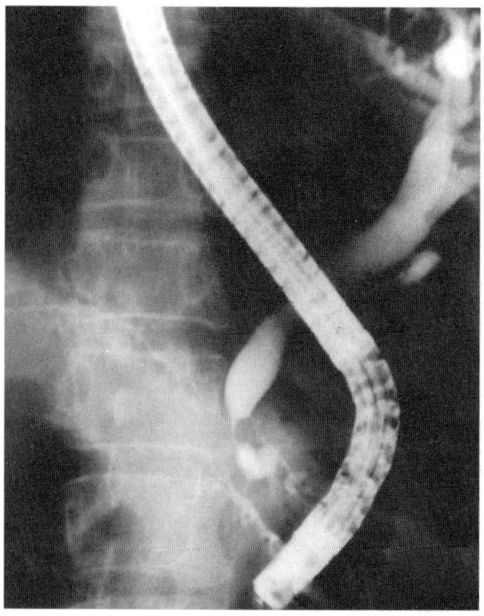

Abb. 2. Duktales Pankreaskarzinom mit präpapillärer Stenose des Ductus choledochus.

schon berichtet. Es hat sich herausgestellt, daß die vom Pankreasgang ausgehenden Karzinome durch die ERP gut zur Darstellung kommen.

Es ist als logisch anzusehen, wenn nach retrograder Sondierung der Papille und Darstellung des Ductus pancreaticus gleichzeitig der Ductus choledochus mit Kontrastmittel gefüllt wird und bei Nachweis eines Verschlusses die Legung einer Gallenwegsdrainage erfolgt. Dies kann auch als präoperative Maßnahme vorgenommen werden, obgleich das Operationsrisiko nur bei extremen Ikterus ansteigt.

Die endoskopische Diagnostik mit prothetischer Überbrückung der Gallengangsstenose bei Gallengangs- und Pankreaskarzinomen gehört heutzutage zum Standard.

Vorteile einer endoskopischen Drainagelegung sind:

1. Geringere Akutkomplikationsrate bei gleichzeitig verminderter 30-Tage-Mortalität [4,5].
2. Dieses Verfahren bedarf einer kürzeren Hospitalisationszeit und ist damit kostengünstiger.

Die prothetische Versorgung der Gallengangsstenosen kann durch Plastikendoprothesen oder Metallgitterstents vorgenommen werden [6,7]. Die im Handel befindlichen Metallstents lassen sich in expandierbare oder selbstexpandierende unterscheiden. Eine Anwendung des expandierbaren Metallgitterstents setzt immer eine Vordilatation der tumorbedingten Stenose voraus (Abb. 3).

Von den zur Zeit im Handel befindliche Metallstents (Wallstent, Fa. Schneider, Schweiz; Streckerstent, Fa. Boston Scientific Corporation; Endocoil, Fa. Instent) liegen gute Erfahrungen mit dem Wallstent vor [8].

Die mediane Offenheitsdauer von Gallenwegsdrainagen wurde in einer randomisierten Studie von gleichen Autoren untersucht. Es zeigte sich, daß die Metallendoprothesen (273 Tage) eine signifikant längere Offenheitsdauer im Vergleich zu Plastikstents (126 Tage) haben [7]. Als Nachteil dieser Studien ist anzusehen, daß es sich um ein gemischtes Krankengut handelte mit sowohl proximalen Verschlüssen der Gallenwege als auch distalen Gallengangsstenosen, bedingt durch unterschiedliche Tumorlokalisation und Art.

Gegenwärtig gibt es keine Untersuchungen über die Wertigkeit der einzelnen Metallstents bei definiertem Tumorgeschehen. Die Legung eines Metallstents sollte vorrangig bei Patienten angestrebt werden, die trotz eines fortgeschrittenen Pankreastumors noch eine längere Lebenserwartung haben und durch Dilatation der Tumorkompression des distalen Ductus choledochus keine Schmerzsymptomatik erleiden.

Der Einsatz von Metallendoprothesen ist dann mit Zurückhaltung zu betrachten, wenn der Pankreastumor sehr ausgedehnt erscheint und die Lebenserwartung des Patienten unter 6 Monaten liegt [9]. In solchen Fällen kommt es bei Entfaltung selbstexpandierender Metallendoprothesen auch zur Schmerzsymptomatik bei den Patienten.

Die Anwendung dieser Prothesen sollte somit nicht aufgrund des Mehrkostenaufwandes abgelehnt werden, sondern nach andeen Selektionskriterien, wie Tumorgröße, Tumorprognose, Lebensalter und Geschlecht, erfolgen.

Das Einwachsen des Tumors in den Metallstent stellt bei den zur Zeit im Einsatz befindlichen nichtummantelten Stents ein Problem dar, jedoch kann die Rekanalisierung auf endoskopischem Wege jederzeit vorgenommen werden [10] (Abb. 4).

Es ist nicht mehr gerechtfertigt, Plastikstents unter einem Durchmesser von 10 Charr in der palliativen Therapie einzusetzen. Es gilt als sicher, daß kleinlumigere Stents eine wesentlich höhere Okklusionsrate haben. Untersuchungen über die unterschiedliche Anordnung der Seitenlöcher bei diesen Stents zeigten keine wesentlichen Unterschiede [11]. Die Verhinderung der Okklusion durch Gaben von Antibiotika und Ursodesoxycholsäure soll erfolgreich sein [12]. Exakte Studien liegen hierüber nicht vor. Eine von uns durchgeführte Untersuchung läßt noch keine endgültigen Schlußfolgerungen zu, ermutigt aber zu dieser Behandlung. Beim Auftreten einer Cholangitis mit klinischer und laborchemischer Symptomatik ist es nötig, eine Okklusion einer Drainage sofort auszuschließen, um eine Abszedierung rechtzeitig zu verhindern.

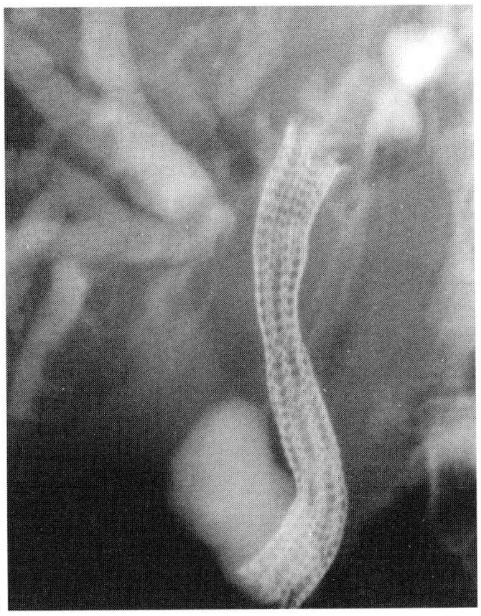

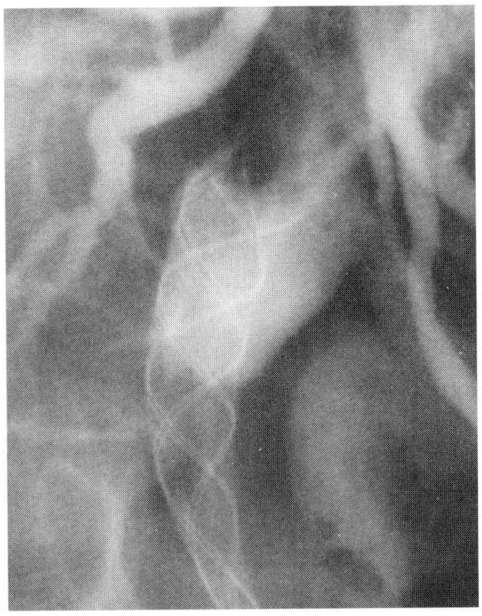

Abb. 3. Metallstents. **a** Expandierbarer Streckerstent, **b** selbstexpandierender Wallstent.

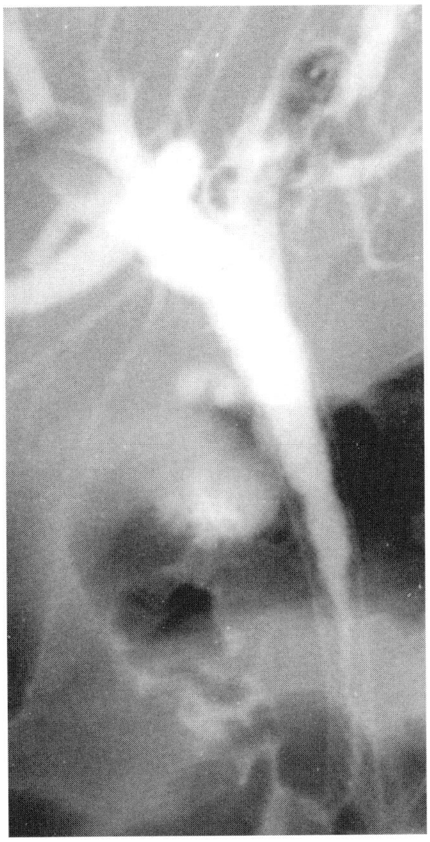

Abb. 4. Infiltratives Tumorwachstum im Streckerstent.

Literatur

1 Rösch T, Classen M: Gastroenterologic endosonography. Thieme, Stuttgart, 1992.
2 Soehendra NV, Reynders-Frederix: Palliative Gallenwegsdrainage. Eine neue Methode zur endoskopischen Einführung eines inneren Drains. DMW 1979;104:206–207.
3 Molnar W, Stocknum AE: Relief of obstructive jaundicethrough percutaneus transhepatic catheter § a new therapeutic method. AJR 1974;122:356–367.
4 Smith AC, Dowsett JF, Russell RC, Hatfield AR, Cotton PB: Randomised trial of endoscopic stenting versus surgical bypass in malignant low bileduct obstruction. Lancet 1994;344:1655–1660.
5 Speer AG, Cotton PB, Russel RCG, Mason RR, Harfield ARW, Leung JWC, MacRae KD, Hougthon J, Lennon CA: Randomisized trial of endoscopic versus percutaneous stent insertion in malignant obstructive jaundice.Lancet 1987;ii:57–62.
6 Knyrim K, Wagner HJ, Starck E, Herberg A, Pausch J, Vakil N: Metall- oder Kunststoffendoprothesen bei malignem Verschlussikterus. Ein randomisierter und prospektiver Vergleich. DMW 1992;117:847–853.
7 Davids PH, Groen AK, Rauws EA, Tytgat GN, Huibregtse K: Randomised trial of self-expanding metal stents versus polyethylene stents for distal malignant biliary obstruction (see comments). Lancet 1992;340:1488–1492.
8 O'Brien S, Hatfield AR, Craig PI, Williams SP: A three year follow up of self expanding metal stents in the endoscopic palliation of longterm survivors with malignant biliary obstruction. Gut 1995;36: 618–621.
9 van den Bosch RP, van der Schelling GP, Klinkenbijl JH, Mulder PG, van Blankenstein M, Jeekel J: Guidelines for the application of surgery and endoprostheses in the palliation of obstructive jaundice in advanced cancer of the pancreas. Ann Surg 1994;219:18–24.
10 Nattermann C, Goldschmidt AJ, Dancygier H: Endoscopic implantation of balloon expandable endoprostheses (Strecker stents) in extrahepatic bile duct stenoses. Med Klin 1992;87:364–368.
11 Seitz U, Vadeyar H, Soehendra N: Prolonged patency with a new-design Teflon biliary prosthesis. Endoscopy 1994;26:478–48.
12 Barrioz T, Ingrand P, Besson I, de Ledinghen V, Silvain C, Beauchant M: Randomised trial of prevention of biliary stent occlusion by ursodeoxycholic acid plus norfloxacin (see comments). Lancet 1994;344:581–582.

Chirurgische Gastroenterologie
mit interdisziplinären Gesprächen

Chir Gastroenterol 1997;13(suppl 1):46–49

F. Kamprad

Klinik für Strahlentherapie und Radioonkologie,
Universität Leipzig

Adjuvante und neoadjuvante Therapieansätze in der Strahlentherapie des Pankreaskarzinoms

Schlüsselwörter
Pankreaskarzinom: Radiotherapie, Radiochemotherapie

Zusammenfassung
Trotz beträchtlich verbesserter operativer Behandlung mit Senkung der perioperativen Mortalität ist die Heilungsrate des Pankreaskarzinoms enttäuschend. Durch neue Verfahren der Dosisplanung und konformierende Bestrahlungstechniken gelingt die Applikation wirksamer Strahlendosen ohne Toleranzüberschreitung an kritischen Nachbarorganen. Die Radiochemotherapie mit paralleler Gabe von Zytostatika (5-Fluorourazil, Mitomycin C) erhöht die Effektivität am Tumor. Die Rate resektabler Tumoren wird durch neoadjuvante Radiotherapie und Radiochemotherapie verbessert. Die gezielte Dosiseskalation in Regionen hoher Rezidivwahrscheinlichkeit durch intraoperative Strahlentherapie oder Afterloading in Kombination mit einer Radiochemotherapie ist gegenwärtig das effektivste Verfahren. Durch die adjuvanten Therapiemethoden werden der Anteil lokal kontrollierter Tumoren erhöht, die mittlere Überlebenszeit verlängert und die klinischen Symptome reduziert. Der positive Effekt auf das Langzeitüberleben, welches durch Lebermetastasierung und Generalisation des Pankreaskarzinoms bestimmt wird, ist bisher nicht eindeutig belegt. Neue und aggressivere adjuvante Behandlungsmethoden dürfen die operativen Therapiemöglichkeiten nicht einschränken.

Key Words
Pancreas carcinoma: radiotherapy, radiochemotherapy

Summary
Despite improved surgical treatment resulting in reduced perioperative mortality, the survival rate of pancreas carcinoma patients is disappointing. New methods of dose planning and radiation technique enable the application of a sufficient dose without exceeding the tolerance in neighbouring critical organs. Radiochemotherapy with concomitant application of cytostatics (5-fluorouracil, mitomycin C) enhances the efficiency on the tumour. The percentage of resectable pancreas tumours is raised by neoadjuvant radiotherapy and radiochemotherapy.
At present, the most effective procedure is dose escalation in regions of high risk of relapse by intraoperative radiation therapy or by afterloading treatment in combination with percutaneous radiochemotherapy. The adjuvant therapeutic methods improve the rate of local tumour control, prolong the median survival time and reduce clinical symptoms.
It is dubious whether adjuvant therapy may positively influence the long-time survival of pancreas carcinoma patients because patients' death is based on liver metastasis and tumour generalization in this period. More aggressive adjuvant methods should not restrict the possibilities of surgical therapy.

Einleitung

Die chirurgische Behandlung des Pankreaskarzinoms hat in den vergangenen Jahren entscheidende Fortschritte erfahren, die sich in einer drastischen Reduktion der perioperativen Mortalität ablesen lassen. Während vor wenigen Jahren in der Literatur Angaben zur perioperativen Mortalität im Bereich von 10 bis 25% referiert werden, gibt es heute Arbeitsgruppen, die Kollektive von Patienten mit operierten Pankreaskarzinomen mit einer sehr niedrigen Rate perioperativer Todesfälle vorweisen können [1, 2]. Es stellt sich somit die Frage, ob eine adjuvante Strahlentherapie heute überhaupt noch berechtigt ist. Antwort hierzu gibt uns die Analyse des weiteren Erkrankungsverlaufs bei den operierten Pankreaskarzinompatienten. Sie ist bisher bei allen untersuchten Kollektiven enttäuschend geblieben. Trotz scheinbar radikalen operativen Vorgehens erreichen lediglich 50% die 1-Jahres-Grenze und 15% die 2-Jahres-Grenze [3].
Vereinzelte Mitteilungen über deutlich bessere Ergebnisse, z.B. 13,4% 5-Jahres-Überleben [2] sind zum beträchtlichen Teil einer besonderen Selektionierung des Krankengutes zuzuschreiben.

Prof. Dr. F. Kamprad
Klinik und Poliklinik für Strahlentherapie
und Radioonkologie
Universität Leipzig
Liebigstraße 20a
D-04103 Leipzig

Die mediane Überlebenszeit beträgt nach Andersen et al. [4] nur etwa 13 Monate. Langzeitüberlebende finden sich nur bei negativem Lymphknotenstatus [5].
Die Analyse des Patientengutes von Griffin et al. [6] belegt, daß der größte Teil der Rezidive im Bereich des Pankreasbettes und in der Leber lokalisiert war. An dritter Stelle in der Rezidivhäufigkeit stand die peritoneale Ausbreitung, während der Einfluß von Fernmetastasen auf die Gesamtprognose relativ gering blieb. Wir müssen daraus schlußfolgern, daß trotz der ausgedehnten Operationen nach Whipple oder Forster das angestrebte Ziel der lokalen Tumorsanierung durch chirurgische Maßnahmen allein in vielen Fällen nicht realisierbar ist.
Die Neigung des Pankreaskarzinoms zur frühzeitigen Infiltration benachbarter Organe, zur lymphogenen Metastasierung in die pankreatikoduodenalen, suprapankreatischen, infrapankreatischen Lymphknoten, aber auch zu portalen, zöliakalen und hepatoduodenalen Gruppen sowie die hämatogene Absiedlung sowohl über das portale als auch kavale System erschweren ein radikales chirurgisches Vorgehen in dieser topographisch ohnehin schwierigen Körperregion [7].

Adjuvante und neoadjuvante Strahlentherapie

Die Häufigkeit auftretender lokaler Rezidive führte zur Frage, ob durch die Einführung weiterer lokoregional wirkender Therapiemodalitäten eine Verbesserung der Ergebnisse hinsichtlich Heilungsrate und rezidivfreier Überlebenszeit zu erzielen ist. Ein weiterer Aspekt war die Verbesserung der Lebensqualität durch herabgesetzte Schmerzsymptomatik. Zunächst stand hierbei der alleinige Einsatz der Strahlentherapie im Vordergrund der Überlegungen. Allerdings sind hierbei einige strahlenbiologische und technische Probleme zu überwinden. Ungünstig für die Strahlenbehandlung ist die relativ geringe Strahlensensibilität der Adenokarzinome des Pankreas, zu deren Vernichtung Strahlendosen von 70 Gy und mehr erforderlich sind. Die Applikation derartig hoher Strahlendosen in eine Region, die von Organen – Leber, Niere, Duodenum, Lumbalmark, Dünndarm – umgeben ist, deren Toleranz erheblich unter diesen notwendigen Dosen liegt, ist außerordentlich problematisch (Tab. 1.)

Tab. 1. Tumorvernichtungs- und Toleranzdosis für die Nachbarorgane bei der Strahlentherapie des Pankreaskarzinoms

	Tumorvernichtungsdosis, Gy	
Tumorrest mikroskopisch	65–70	
Tumorrest makroskopisch	>70	
	Toleranzdosis (TD), fraktioniert, Gy	
	TD 5/5 (GD)	TD 50/5 (GD)
Leber	35	40
Niere	23	28
Duodenum	40	–
Lumbalmark	50	–
Dünndarm	40	–

GD = Gesamtdosis.

Tab. 2. Herdgebietsdefinition für die Radiotherapie des Pankreaskarzinoms

Pankreaskopftumoren
Tumorbett
Lnn. pancreaticoduodenalis
Lnn. infraduodenalis
Lnn. supraduodenalis
Lnn. hepatici
Lnn. coeliacales

Pankreaskörper-/-schwanz-Tumoren
Tumorbett
Lnn. pancreaticoduodenales
Lnn. infraduodenales
Lnn. supraduodenales
Lnn. suprahepatici laterales
Lnn. coelicales
Milzhilus
Retroperitonealregion

Bis vor wenigen Jahren waren diese Grenzen strahlentherapeutischen Vorgehens de facto nicht zu überwinden. Erst in den letzten Jahren hat sich diese Situation mit der Einführung moderner Planungsrechner und Bestrahlungstechniken soweit verbessert, daß wir heute die Bestrahlung des Pankreaskarzinoms mit einem vertretbaren Risiko für benachbarte Risikoorgane vornehmen können. Voraussetzung hierfür ist eine CT-gestützte 3-dimensionale Strahlentherapieplanung, wobei in dem durchstrahlten Körpervolumen bis zu 300000 Dosispunkten berechnet werden. Als besonders wertvoll haben sich dabei Bestrahlungstechniken unter Einsatz nicht coplanarer Feldkombinationen erwiesen.
In Untersuchungen von Higgins et al. [8] wurde nachgewiesen, daß moderne konformierende Planungsmethoden die Dosisbelastung benachbarter Darmabschnitte und der Leber im Bereich der 30%- und 50%-Isodose beträchtlich vermindern und der herkömmlichen 4-Felder-Box-Technik deutlich überlegen sind.
Beim Pankreaskarzinom im Kopfbereich, das sind etwa 60–70% aller Tumoren des Organs, muß das Bestrahlungsfeld das Tumorbett sowie pankreatikoduodenale Lymphknotenstationen erfassen; das ist die Region etwa von Th 11 bis LWK 2/3. Durch konformierende Maßnahmen muß die Dosis an der rechten Niere wegen der Gefahr der radiogenen Nephritis und am Duodenum wegen radiogenen Stenosen begrenzt werden. Die Planung einer Strahlentherapie bei den etwa 30% Karzinomen in Pankreaskörper oder Pankreasschwanz erfordert die Einbeziehung des Milzhilus und der lateralen suprahepatischen Lymphknoten in das Bestrahlungsfeld. Auch die beträchtliche Neigung der hier lokalisierten Tumoren zur breiten retroperitonealen Infiltration muß Berücksichtigung finden (Tab. 2).
Die postoperative Bestrahlung eines solchen relativ großen Volumens begrenzt die applizierbare Dosis in einem beträchtlichen Maße. Bei einem kleinen verbliebenen Tumorrest ist diese Dosis zur Sanierung ausreichend, hingegen führt bei R2-Resektionen eine solche adjuvante Bestrahlung in der Regel nicht zu einer bleibenden Sanierung. In den Untersuchungen von Yeo et al. [9] wurde bei 143 Patienten mit R0-Resektion eine 5-Jahres-Überlebensrate von 25% und eine mediane Überlebenszeit von 18 Monaten

erreicht. Unter 58 R2-Resektionen sank die 5-Jahres-Überlebenszeit auf 8%, die mittlere Überlebenszeit reduzierte sich auf 10 Monate. Eine Vergrößerung des bestrahlten Volumens erwies sich hinsichtlich einer verbesserten Tumorkontrolle als ineffektiv [10]. Die im Hinblick auf die sensiblen Nachbarorgane perkutan applizierbare Dosis ist für eine große Zahl von Pankreastumoren nicht ausreichend. Deshalb wurde versucht, lokal im Bereich der höchsten Tumorzellkonzentrationen gezielt die Dosis zu erhöhen, ohne benachbarte Organe wesentlich zu belasten. Dieses Ziel wurde durch intraoperative Plazierung von kurzlebigen, verbleibenden Strahlern (125 Jod), durch die Positionierung von Trägersystemen für die Afterloading-Therapie mit 192 Iridium oder durch eine intraoperative lokale Elektronen-Einzeitbestrahlung (IORT) erreicht. Jedes der genannten Verfahren besitzt Nachteile. Bei den Kleinraumbestrahlungen ist die beträchtliche Dosisinhomogenität im Targetvolumen problematisch; bei der Elektronenbestrahlung während der Operation begrenzt die Einzeitigkeit die biologische Effektivität. So sind die gesamten Verfahren als einzelne Therapiemaßnahmen lediglich im Falle von R0-Resektionen ausreichend. Glaser et al. [11] beobachteten bei 38 Patienten, die nach Whipplescher Operation eine IORT mit 15–20 Gy Einzeldosis erhielten, 24 Rezidive.

Gleichzeitig ist dosisabhängig eine Zunahme an perioperativen Komplikationen, möglicherweise auch erheblichen Spätfolgen zu rechnen, so daß die applizierbare Einzeldosis limitiert ist [12]. Wesentlich effektiver erscheint die IORT als «boost» in Kombination mit perkutanen Bestrahlungstechniken, weil hierdurch in besondes rezidivgefährdeten Regionen die Dosis gezielt erhöht werden kann. Diese Form einer Kombinationstherapie wurde in verschiedenen Studien mit anderen Therapiemodalitäten verglichen. Im Krankengut von Abe et al. [13] wurde nach palliativer Operation die mittlere Überlebenszeit durch IORT nicht verbessert. Die alleinige postoperative Perkutanbestrahlung erhöhte die Überlebenszeit von 5,5 auf 9 Monate, und die Kombination vor IORT und Perkutanbestrahlung zeigte unter 20 Patienten eine mittlere Überlebenszeit von 12 Monaten. In einer Studie des National Cancer Institute (1986) an insgesamt 32 operierten Patienten erbrachte die kombinierte interne und externe Bestrahlung zwar keine Verbesserung der mittleren Überlebenszeit (12 Monate), aber eine drastische Verminderung der lokalen Rezidive (20 versus 100%).

Im Hinblick auf den hohen Anteil von 75–90% primär diagnostizierten lokal inoperablen Tumorbefunden ist auch der neoadjuvante Therapieansatz beim Pankreaskarzinom zunehmend bearbeitet worden. Das Ziel besteht in einem «down staging» und damit dem Erreichen von Operabilität. Eine einhellige Meinung ist bisher nicht erreicht worden. Es werden Einzeldosen von 1,7–1,8 Gy und Gesamtdosen von 40–50 Gy perkutan empfohlen.

Ishikawa et al. [14] stellten Ergebnisse einer Studie vor, in der alleinige Operation mit präoperativer Strahlentherapie und nachfolgender Operation verglichen wurden. In der präoperativ bestrahlten Patientengruppe wurde 74% Resektabilität und 75% 1-Jahres-Überleben beobachtet, die sofort Operierten waren nur zu 61% resektabel und wiesen eine 1-Jahres-Überlebensrate von lediglich 43% auf. Keine Unterschiede ergaben sich allerdings für den weiteren Verlauf nach 3–5 Jahren.

Im Vordergrund der Untersuchungen stehen heute vor allem Therapieverfahren der Radiochemotherapie, sowohl für präoperative als auch für postoperative Behandlungen. Zahlreiche Zytostatika sind in den vergangenen Jahren für die Radiochemotherapie erprobt worden. Die am weitesten verbreitete Methode ist die Radiochemotherapie mit 5-Fluorourazil (5-FU). In einer Reihe von vergleichenden Untersuchungen hat diese Kombinationstherapie ihre Effektivität bei gleichzeitiger tolerabler Toxizität unter Beweis gestellt. Die kontinuierliche 5-FU-Infusion über 120 h in der ersten und letzten Woche der Strahlentherapie hat in den vergangenen Jahren zunehmend an Bedeutung gewonnen. Hoffman et al. [15] erreichten bei präoperativer Radiochemotherapie von 34 Patienten (5-Fu, Mitomycin C) in 25 Fällen lokale Operabilität, davon 11 mit einem kurativen Therapieansatz, d.h., bei einem beträchtlichen Teil der Patienten war ein Down staging durch diese Therapie zu verzeichnen.

Die meisten Erfahrungen liegen für postoperative Radiochemotherapien allein oder in Kombination mit intraoperativer Radiotherapie vor. Fossati et al. [16] überprüften an 54 Patienten die Effektivität einer IORT, kombiniert mit postoperativer Radiochemotherapie. Er konnte einen analgetischen Effekt bei 85% der Patienten innerhalb von 12 Tagen nach IORT und eine erhöhte lokale Kontrollrate von 75 gegenüber 44% in einer Kontrollgruppe beobachten. Dagegen zeigte sich keine Verbesserung der mittleren Überlebenszeit. Nach einer Studie der GITSG, die alleinige Operationen mit Operationen und adjuvanter Radiochemotherapie verglich, lag die mittlere Überlebenszeit nach Operation bei 10,9 Monaten, nach kombinierter Therapie bei 21 Monaten [17].

Schlußfolgerungen

Die international mitgeteilten Ergebnisse zahlreicher Studien konnten belegen, daß durch die neoadjuvante Radiotherapie oder Radiochemotherapie eine Zunahme des Anteils resektabler Pankreastumoren und auch eine Verlängerung der mittleren Überlebenszeit erreicht werden. Mit der postoperativen Radiotherapie bzw. Radiochemotherapie sind eine deutliche Verminderung der lokalen Rezidivrate und eine Verbesserung der mittleren Überlebenszeit, vor allem aber auch eine Reduktion der lokalen Schmerzsymptomatik zu erzielen. Mit steigender Zahl der lokal beherrschten Pankreastumoren sinkt der Anteil von Frühtodesfällen, was seinen Ausdruck in der Verlängerung der mittleren Überlebenszeit findet. Leider sind die bisherigen adjuvanten Therapieverfahren für die Beherrschung der nachfolgenden Lebermetastasierung oder Generalisation des Tumorleidens nicht hinreichend effektiv, so daß viele Patienten zu einem späteren Zeitpunkt der fortschreitenden Erkrankung erliegen. Es bleibt deshalb eine wesentliche Aufgabe der Zukunft, Methoden einer befundorientierten Dosisintensivierung der Strahlentherapie und effektivere Zystostatikaregime zu entwickeln. Gegenwärtig werden auch Verfahren geprüft, durch eine zusätzliche, niedrig dosierte Bestrahlung der gesamten Leber die Metastasierungsrate in diesem Organ zu reduzieren.

Wenn wir von der operativen und adjuvanten Radiochemotherapie des Pankreaskarzinoms sprechen, sollten wir berücksichtigen, daß zum Zeitpunkt der Diagnosestellung bereits 75–90% der Patienten einer primären oder sekundären Operation nicht mehr zugänglich sind. Für diese Patientengruppe stellt die Radiochemotherapie zumindest einen palliativen Therapieansatz dar. Während die alleinige Radiotherapie die mittlere Überlebenszeit nur gering verlängert, zeigen die Ergebnisse der Mayo-Klinik, der GITSG und des Massachusetts General Hospital [18] eine deutliche Lebenszeitverlängerung nach Radiochemotherapie. Tisdale et al. [19] wiesen in ihrem Krankengut den engen Zusammenhang zwischen Dosishöhe und Effektivität im Dosisbereich 35–60 Gy nach. Durch eine zusätzliche Chemotherapie konnte die 1-Jahres-Überlebensrate von 25 auf 44% gesteigert werden.

Es muß hervorgehoben werden, daß eine Heilung des Pankreaskarzinoms ohne chirurgisches radikales Vorgehen nicht möglich ist. Entscheidend für eine Verbesserung der Behandlungsergebnisse ist deshalb die Steigerung des Anteils operabler Patienten, die Vermeidung auftretender Rezidive und die Therapie der latenten Generalisation.

Neben effektiven Diagnoseverfahren, die den Anteil operabler Erkrankungsstadien erhöhen, können adjuvante bzw. neoadjuvante Radio- und Radiochemotherapie hierzu einen begrenzten Beitrag leisten. Eine Beeinträchtigung des chirurgischen Vorgehens durch Folgezustände der adjuvanten Therapiemaßnahmen sollte unbedingt vermieden werden.

Literatur

1 Cameron: The current management of carcinoma of the head of the pancreas. Annu Rev Med 1995;46: 361–370.
2 Klempnauer J, Ridder GJ, Bektas H, Pichlmayr R: Multivariate Analyse von Prognosefaktoren nach Resektion duktaler Pankreaskarzinome. Langenb Arch Chir 1995,380:133–138.
3 Heise JW, Becker H, Borchard F, Roher HD: Zum Radikalitätsrisiko der pyloruserhaltenden Duodenopankreatektomie beim duktalen Karzinom. Chirurg 1994;65:780–784.
4 Anderson HB, Baden H, Brahe NE, Burcharth F: Pancreaticoduodenectomy for periampullary adenocarcinoma. J Am Coll Surg 1994:179:545–552.
5 Wade TP, el Ghazzawy AG, Virgo KS, Johnson FE: The Whipple resection for cancer in US Department of Veterans Affairs Hospitals. Am Surg 1995; 221:241–248.
6 Griffin JF, Smalley SR, Jewell W, et al: Patterns of failure following curative resection of pancreatic carcinoma. Cancer 1990;66:56–63.
7 Kayamara M, Nagakawa T, Ueno K, Ohta T, Tsukioka Y, Myazaki I: Surgical strategy for carcinomas of the pancreas head area based on clinicopathologic analysis of nodal involvement and plexus invasion. Surgery 1995;117:616–623.
8 Higgins PD, Sohn JW, Fine RM, Schell MC: Three dimensional conformal pancreas treatment: Comparison of four to six-field technique. Int J Radiat Oncol Biol Phys 1995;31:605–609.
9 Yeo CJ, Cameron JL, Lillemoe KD, Sitzmann JV, Hruban RH, Goodman SN, Dooley WC, Coleman J, Pitt HA: Pancreaticoduodenectomy for cancer of the head of the pancreas. Ann Surg 1995;221: 721–731.
10 Gunderson LL: Rationale for and results of intraoperative radiation therapy. Cancer 1994;74:537–541.
11 Glaser K, Bodner E, Klingler A: Adjuvant intraoperative radiation therapy (IORT) of pancreatic cancer during radical resection; in Schildberg FW, Willich N, Krämling HJ (eds): Verlag Die blaue Eule, 1993,pp278–281.
12 Kasperk R, Klever P, Andreopoulos D, Schumpelick V. Intraoperative radiotherapy for pancreatic carcinoma. Br J Surg 1995;82:1259–1261.
13 Abe M, Shibamoto Y, Nishimura Y: Intraoperative radiotherapy for pancreatic cancer in Japan, multi institutional and Kyoto university experiences; in Schildberg GW, Willich N, Krämling HJ (eds): Intraoperative radiation therapy. Verlag Die blaue Eule, 1993, pp 278–281.
14 Ishikawa O, Ohigashi M, Imaoka S, Sasaki Y, Iwanaga T, Matayoshi Y, Inoue T: Is the long term survival rate improved by preoperative irradiation prior to Wipple's procedure for adenocarcinoma of the pancreatic head? Arch Surg 1994;129:1075–1080.
15 Hoffman JP, Weese JL, Solin LJ, Engstrom P, Agarwal P, Barber LW, Guttmann MC, Litwin, Salazar H, Eisenberg BL. A pilot study of preoperative chemoradiation for patients with localized adenocarcinoma of the pancreas. Am J Surg 1995;169:71–77.
16 Fossati V, Cattaneo GM, Zerbi A, Galli L, Bordogna G, Reni M, Parolini D, Carlucci M, Bissi A, Staudacher C: The role of intraoperative therapy by electron beam and combination of adjuvant chemotherapy and external radiotherapy in carcinoma of the pancreas. Tumori 1995;81:23–31.
17 Moesta KT, Schlag G, Douglass HO, Mang TS: Evaluating the role of photodynamic therapy. Lasers Surg Med 1995;16:84–92.
18 Gunderson LL, Willett CG: Pancreas and hepatobiliary tract.; in Perez CA, Brady LW (eds): Principles and Practice of Radiation Oncology. 1992 Hrsg. 1985 ff.
19 Tisdale BA, Paris KJ, Lindberg RD, Jose B, Spanos WJ: Radiation therapy for pancreatic cancer: A retrospective study of the University of Louisville experience. South Med 1995;88:741–744.

Chirurgische Gastroenterologie
mit interdisziplinären Gesprächen

Chir Gastroenterol 1997;13(suppl 1):50–54

F. Gansauge
K. H. Link
H. G. Beger

Adjuvante Therapie des Pankreaskarzinoms

Abteilung Chirurgie I, Universitätsklinik Ulm

Schlüsselwörter
Pankreaskarzinom · Chemotherapie (systemisch, regional, adjuvant)

Zusammenfassung
Das Pankreaskarzinom zeichnet sich nach wie vor durch eine äußerst ungünstige Prognose aus. Selbst bei den wenigen Fällen, die unter kurativen Gesichtspunkten reseziert werden können, ist die 5-Jahres-Überlebensrate selten höher als 10%. Die meisten adjuvanten chemotherapeutischen Ansätze mit zumeist 5-Fluorouracil (FU) als Basistherapeutikum führten nicht zu einer überzeugenden Verlängerung der medianen Überlebenszeiten. Neuere multizentrische Studien (z.B. ESPAC-1) überprüfen derzeit den Stellenwert der adjuvanten Radiochemotherapie beim Pankreaskarzinom. Durch die adjuvante regionale Chemotherapie via Truncus-coeliacus-Infusionen konnte die mediane Überlebenszeit im Vergleich zu einer historischen Kontrollgruppe verdoppelt werden.

Key Words
Pancreatic cancer · Chemotherapy (systemic, regional, adjuvant)

Summary
Cancer of the pancreas still has a very poor prognosis. Even in the rare cases which can be resected under curative aspects, 5-year survival is seldomly higher than 10%. Most adjuvant chemotherapeutic trials using 5-FU as chemotherapeutic agent did not strongly increase median survival times. Adjuvant radiochemotherapy in pancreatic cancer is under investigation in recent multinational prospective trials (e.g. ESPAC-1). Adjuvant regional chemotherapy is an interesting new approach to adjuvant treatment and recent studies suggest that this treatment is highly effective in pancreatic cancer.

Einleitung

Bei steigender Inzidenz des Pankreaskarzinoms nimmt dieser chirurgisch oder auch palliativ konservativ nur mit relativ geringem Erfolg zu behandelnde Tumor den vierten bzw. fünften Platz in der Krebssterblichkeit bei Männern bzw. Frauen ein. Die 5-Jahres-Überlebensrate bei resezierten Patienten liegt insgesamt unter 5%, bei allen Pankreaskarzinompatienten unter 1% [1]. Nur die Resektion des Tumors vermag Heilungen zu erzielen, jedoch sind dem chirurgischen Erfolg durch die Biologie des Tumors, die späte Symptomatik/Diagnose, die eingeschränkten Resektionsgrenzen sowie die nicht selten hohe Morbidität und Letalität enge Grenzen gesetzt. Von den 471 von 1982 bis 1993 in Ulm an der Abteilung Chirurgie I behandelten Patienten befanden sich 9,5% im Stadium UICC I, 7,1% im UICC II, 23,4% im UICC III und 45,2% im UICC IV bei 15,1% nicht exakt festlegbaren Stadien. Unter den 168 resezierten Patienten unserer Klinik (Resektionsrate 36%) betrug die mediane Überlebenszeit 11,3 bzw. 12,1 Monate bei konventioneller bzw. pyloruserhaltender Kausch-Whipple-Operation, und die 5-Jahres-Überlebensrate lag bei 8% [2]. Trotz der hohen Resektionsrate lag die Letalität mit 3,0% niedrig. Da die Prognose nach Resektion selbst in frühen Stadien weit von den fast 100%igen Heilungsraten bei z. B. Kolon- und Rektumkarzinomen entfernt liegt [2,3], sind adjuvante Therapieansätze dringend erforderlich, um die Prognose der resezierbaren Patienten zu verbessern. Sollte es gelingen, primär inoperable UICC-III-Tumoren mit einer neoadjuvanten Therapie so zu verkleinern, daß sie einer sekundären Resektion zugeführt werden können, wäre das Ziel, mit den gegenwärtig für eine praktikable Therapie zur Verfügung stehenden Mitteln die Prognose der Patienten ohne we-

Dr. Frank Gansauge
Chirurgische Klinik I
Universität Ulm
Steinhövelstraße 9
D-89075 Ulm

sentliche Einschränkung der Lebensqualität zu verlängern, erreicht. Zur Entwicklung sinnvoller Therapieansätze müssen einerseits das in der palliativen Therapie Erreichbare, die bisher in der adjuvanten und neoadjuvanten Behandlung vorgelegten Ergebnisse sowie andererseits die Biologie [4] der Bauchspeicheldrüsen-Karzinomerkrankung berücksichtigt werden.

Chemotherapie plus Strahlentherapie

Studien, die ausschließlich auf systemischer Chemotherapie basierten, führten zwar in der palliativen Situation zu einer signifikanten Verlängerung der medianen Überlebenszeit [5], überzeugten jedoch nicht in der adjuvanten Therapie [6].

Die regionalen Ansprechraten auf Radiochemotherapie scheinen mit einem lokalen Ansprechen von 48–88% den Möglichkeiten der Chemotherapie eindeutig überlegen zu sein. Wie von Moertel bereits 1981 berichtet, lebten die mit Strahlentherapie (40 Gy) und 5-Fluorouracil (FU) palliativ therapierten Patienten mit 10,5 Monaten signifikant länger als die allein mit 60 Gy behandelten Patientengruppe (5,5 Monate) [7]. In der Palliativsituation setzte sich in dieser Studie die Erhöhung der Strahlendosis auf 60 Gy bei gleichbleibender 5-FU-Dosis nicht in einen Überlebensgewinn um (10 Monate) [7]. Bei medianen Überlebenszeiten von 8-14 Monaten und lokalen Ansprechraten von 48–88% scheint die Radiochemotherapie den vorgenannten Chemotherapien überlegen zu sein. Dieser Schluß läßt sich aufgrund der konsistenten Resultate anderer Arbeitsgruppen ziehen. So zeigte eine 1987 publizierte Studie der GITSG, daß die palliative Radiochemotherapie auch einer Chemotherapie (Radiotherapie + 5-FU + SMF versus SMF) hinsichtlich der medianen Überlebenszeit (10,5 versus 8 Monate, $p<0,05$) überlegen ist [8]. Auch ein Beginn der Chemotherapie bereits vor der Bestrahlung änderte nichts Wesentliches an den Resultaten, obwohl mit diesem Vorgehen 12 bzw. 14 Monate mediane Überlebenszeit beschrieben wurden.

Einen gegenüber der etablierten Radiochemotherapie mit 40–45 Gy + 5-FU beachtlichen Fortschritt erbrachten neue Strahlentherapietechniken mit Dosen von 54–60 Gy, die Kombinations-Chemotherapien aus 5-FU ± STP/CDDP [9,10] während der Strahlentherapie und nachfolgender systemischer Chemotherapie mit 5-FU + FS bzw. 5-FU + CDDP einsetzten. Mit diesem Verfahren lassen sich erstaunlich hohe komplette lokale Tumorrückbildungen bzw. «Sterilisationen» erzielen, und die Gesamtansprechrate wurde mit 75% angegeben [10]. Mit diesem Therapieregime lag die mediane Überlebenszeit bei nichtresektablen fortgeschrittenen Pankreaskarzinomen bei 12 Monaten und damit sogar zumindest gleich hoch wie in einem historischen resezierten Patientenkollektiv derselben Klinik [10]. Die Relevanz einer Radiochemotherapie mit 5-FU + FA sowie nachfolgender Erhaltungstherapie mit 5-FU + FA zeigt sich auch in den Ergebnissen der Mayo-Klinik, deren so behandelte Patientengruppe (22 Patienten) im Median 13,5 Monate lebte [11]. Der gegenüber der systemischen Chemotherapie tendenziell aus den meisten Radiochemotherapie-Studien erkennbare Überlebensvorteil bei lokalen fortgeschrittenen nichtresezierbaren Pankreaskarzinomen beruht offenbar in dem hohen lokalen Therapieerfolg, der möglicherweise durch die nachfolgende systemische Chemotherapie stabilisiert wird. Die Wirkpotenz der systemischen Chemotherapie ist jedoch nicht so nachhaltig, um eine extraregionäre Progression zu vermeiden. Wie später unter Bewertung der adjuvanten Therapiemaßnahmen nochmals klar aufzuzeigen ist, liegen die Grenzen der Radiochemotherapie in der Ineffektivität gegenüber der Tumorprogression in der Leber, dem Peritoneum und anderen Lokalisationen. Bei den von Bruckner et al. [10] radiochemotherapierten 20 Patienten waren nur 6% lokal progredient, jedoch kam es bei 35% der Patienten in der Leber und bei 60% im Peritoneum zum fortschreitenden Tumorwachstum. Garton et al. [12] hatten mit der Kombination aus perkutaner Strahlentherapie mit und ohne intraoperative Radiatio + 5-FU eine geringere lokale Erfolgsrate (22% lokale Progression) und beobachteten auch mit 30 bzw. 33% einen hohen Anteil hepatischer und peritonealer Progressionen.

Regionale Chemotherapie

In den letzten Jahren hat die regionale Chemotherapie großes Interesse gefunden. Die Ansprechrate bei den in unserer Klinik behandelten Patienten lag bei 22% und die medianen Überlebenszeiten bei 7,5 Monaten [13]. In dem an unserer Klinik mit Mitoxantron (Novantron®, Wyeth-Lederle, Münster, Deutschland), 5-FU + FS (Leukovorin®, Wyeth-Lederle, Münster, Deutschland bzw. Rescovulin®, medac, Hamburg) und Cisplatin (Cisplatin medac, medac, Hamburg) behandelten Kollektiv von 32 Patienten (17 Stadium UICC III, 15 Stadium UICC IV) erstreckte sich die mediane Überlebenszeit auf 7,5 Monate. Bei den nichtresezierbaren UICC-III-Patienten betrug die mediane Überlebenszeit 12 Monate und war damit vergleichbar mit der medianen Überlebenszeit unserer resezierten historischen Kontrollpatienten im Stadium UICC III (8,6 Monate). Die palliativ intraarteriell behandelten UICC-III-Patienten lebten allerdings signifikant länger als vergleichbare historische Kontrollen, die aufgrund des lokal fortgeschrittenen Tumorwachstums nur einen palliativen operativen Eingriff ohne nachfolgende regionale Chemotherapie erhalten hatten und 4,8 Monate im Median lebten [13]. Bei den Patienten mit Fernmetastasen hat sich gegenüber unseren historischen Kontrollen kein Überlebensvorteil abgezeichnet [13]. Der Vorteil der regionalen Chemotherapie über den Truncus coeliacus besteht einerseits in der hohen lokalen Kontrollrate und andererseits in der Verhinderung bzw. Wachstumshemmung von Lebermetastasen [13-15].

Adjuvante Therapie

Die Gastrointestinal Tumor Study Group (GITSG) begann bereits Anfang der 80er Jahre, den überlebensverlängernden Effekt der in der Palliativsituation nachweislich wirkungsvollen Radioche-

Tab. 1. Mediane Überlebenszeiten bei Patienten mit fortgeschrittenem Pankreaskarzinom im Vergleich zu historischen Kontrollen

	Monate	Signifikanz
Nichtresezierte Patienten		
Stadium III		
Regional chemotherapiert	12	
Historische Kontrolle	4,8	p<0,006
Stadium IV		
Regional chemotherapiert	4	
Historische Kontrolle	2,7	n.s.
Resezierte Patienten		
Stadium II+III		
Regional chemotherapiert	17,8	
Historische Kontrolle	9,3	p<0,0003
Stadium I (historische Kontrolle)	14,4	p<0,07

Tab. 2. Adjuvante Therapie beim Pankreaskarzinom. Vergleich von Radiochemotherapie (GITS) und regionaler Chemotherapie (Ulmer Studie)

	GITSG		Ulm
	randomisiert	nicht randomisiert	nicht randomisiert
Patienten, n	21	30	20
R–0, %	100	100	70
R–1, %	0	0	10
R–2, %	0	0	20
T1N0M0, %	33	27	0
T2/3N0M0, %	38	46	15
NxN1M0, %	29	27	85
Mediane Überlebenszeit, Monate	21	18	17,8

motherapie auch postoperativ bei komplett (R0)-resezierten Patienten mit duktalen Adenokarzinomen im Rahmen einer randomisierten adjuvanten Therapiestudie gegenüber der alleinigen Operation zu prüfen. Die Rekrutierung für diese Studie war sehr schleppend, so daß nach einer Zwischenauswertung bei signifikantem Vorteil der Radiochemotherapie gegenüber der alleinigen Resektion bei noch relativ niedriger Patientenzahl (43 Patienten) der Studienabbruch beschlossen wurde. Nachfolgend wurden 30 weitere Patienten postoperativ nach dem gleichen Prinzip radiochemotherapiert und prospektiv verlaufskontrolliert. Die GITSG-Resultate weisen auf einen relevanten Vorteil der adjuvanten Radiochemotherapie hin. In der randomisierten Studie unterschieden sich die medianen Überlebenszeiten mit 20 versus 11 Monaten und die 5-Jahres-Überlebensraten von 20 versus 5% signifikant zugunsten der Radiochemotherapie. Diese Potenz der Multimodalbehandlung bestätigte sich mit den vergleichbaren Resultaten bei den 30 (unkontrolliert) radiochemotherapierten Pankreasadenokarzinom-Patienten, die im Median 18 Monate lebten. Nach 5 Jahren betrug die Überlebensrate noch 17%. Darüber hinaus hat sich auch in der Langzeitanalyse der randomisierten Studie der Überlebensvorteil beibehalten lassen: Nach 10 Jahren lebten 19% der radiochemotherapierten, dagegen keiner der nur operierten Patienten [7,8]. Foo et al. [16] bestätigten mit 22,8 Monaten die längere mediane Überlebenszeit bei postoperativ adjuvant radiochemotherapierten Pankreaskarzinom-Patienten und fanden zudem, daß die Erhöhung der Strahlentherapiedosis von 40 auf 54 Gy mit einer höheren lokalen Kontrollrate und damit längerem Überleben vergesellschaftet war.

Die Reduktion der Lokalrezidivrate scheint bei adjuvanter Radiochemotherapie mit ausreichend hoher Strahlentherapiedosis offenbar überlebensverlängernd zu wirken. Im Spontanverlauf treten nach Resektion bei 47-87% der Patienten Lokalrezidive, bei 52-91% Lebermetastasen und bei etwa 53% eine Peritonealkarzinose auf. Nach Radiochemotherapie werden bei 9-73% der Patienten Lokalrezidive, bei 42-52% Lebermetastasen und bei 52-62% Peritonealkarzinose-Formationen beschrieben. Das mit 9% niedrigste Risiko zum Lokalrezidiv hatte die mit 54 Gy + 5-FU radiochemotherapierte Patientengruppe der Mayo-Klinik vorgewiesen [16]. Ebenso wie in der Palliativsituation fehlen auch bei adjuvanter Indikation noch ähnlich oder gleichartig strukturierte Studien, die die signifikant positiven Erfolge der Radiochemotherapie bestätigen und damit ihren standardmäßigen Einsatz bei beiden Indikationen rechtfertigen.

Eine gleichartige Situation besteht in der adjuvanten systemischen Chemotherapie. Wie bei Bewertung der palliativen systemischen Chemotherapie bereits erwähnt, wirkt die systemische Chemotherapie mit dem FAM-Schema gegenüber nichtchemotherapierten Kontrollpatienten signifikant überlebensverlängernd [6]. Bakkevold et al. [17] fanden bei adjuvanter FAM-Behandlung im randomisierten Vergleich gegenüber nur resezierten Kontrollpatienten zwar eine signifikante Verlängerung der medianen Überlebenszeit von 11 auf 23 Monate. Allerdings transferierte sich dieser Gewinn nicht in eine bessere Langzeitprognose, denn die 5-Jahres-Überlebensraten waren mit 4 versus 8% nicht signifikant unterschiedlich

Unsere Arbeitsgruppe konnte als erste einen Anhalt dafür liefern, daß mit regionaler Chemotherapie über den Truncus coeliacus die postoperative Prognose verbessert wird [14]. Nach unseren positiven Erfahrungen mit dieser Methode in der palliativen Indikation behandelten wir 20 Patienten mit fortgeschrittenen resezierten Pankreaskarzinomen (1 UICC I, 3 UICC II, 16 UICC III; 16 R0/R1-reseziert, 4 R2-reseziert) mit postoperativen Truncus-coeliacus-Infusionen über 6 Zyklen und erreichten damit im Vergleich zu eigenen resezierten Kontrollpatienten nahezu eine Verdoppelung der medianen Überlebenszeit von 9,3 auf 17,8 Monate (Tab. 1) bei guter Verträglichkeit dieser Behandlung [13,14]. Auch bei den von uns behandelten 20 Patienten stand die Lebermetastasierung nicht mehr im Vordergrund (3/20 Patienten entwickelten Lebermetastasen), und bei den verstorbenen Patienten (12/20) waren entweder Lokalrezidive und/oder eine Peritonealkarzinose die Haupttodesursachen. Stellt man die medianen Überlebenszeiten unserer R0/R1-resezierten duktalen adjuvant regional behandelten Adenokarzinompatienten und die der Patienten aus den GITSG-Studien gegenüber, findet sich in unserer Patientengruppe trotz höherer UICC-Stadien mit 22 Monaten eine gegenüber 18-20 Monaten der GITSG-Studie zumindest vergleichbare Überlebenszeit (Tab. 2).

Die regionale adjuvante Chemotherapie unterscheidet sich von der operativen Radiochemotherapie im Effekt auf das Progressionsmuster bei Rezidivbildung. Während die regionale Chemotherapie einen wesentlichen Einfluß auf die hepatische Progression nimmt, reduziert die Radiochemotherapie das Risiko der Lokalrezidivbildung. Eine neue Möglichkeit der Einflußnahme auf den Spontanverlauf des Pankreaskarzinoms versuchen diejenigen Arbeitsgruppen zu nehmen, die mit einer präoperativen Radiochemotherapie die Resektabilität erhöhen und die postoperative Rezidivbildung bzw. Progression verhindern wollen. Wie bereits von Bruckner et al. berichtet [9,10], bilden sich bei fast einem Drittel der zunächst als nichtresektabel eingestuften und deswegen palliativ radiochemotherapierten Patienten die Primärtumoren soweit zurück, daß die sekundäre Resektion erfolgen kann.

Diskussion

Die schlechten Resultate in der konservativen und chirurgischen Behandlung des metastasierten, nichtresektablen bzw. selbst des resektablen Pankreaskarzinoms zwingen zur Entwicklung neuer multimodaler Therapiestrategien, da jede einzelne etablierte Krebsbehandlungsart, nämlich Chirurgie, Strahlentherapie oder systemische Chemotherapie, in ihren Erfolgsaussichten äußerst begrenzt ist.

In der Palliativsituation haben neuere Chemotherapien, wie z. B. mit Gemcitabine oder dem FAM-Protokoll [17] gegenüber der immer noch als Standard empfohlenen, jahrzehntealten 5-FU-Behandlung geringgradige Verbesserungen erbracht. 5-FU-Modulationsprotokolle [5] scheinen nach einzelnen Phase-I-/II-Studien den Resultaten der alleinigen 5-FU-Behandlung oder anderen erprobten Infusionsschemata überlegen zu sein, wobei der Beweis in randomisierten Studien noch aussteht. Entscheidende Verbesserungen sind mit systemischer Chemotherapie alleine bei Betrachtung der bisherigen Entwicklungen [1–3] nicht zu erwarten. Der Stellenwert einer adjuvanten Chemotherapie ist noch äußerst fraglich. Die Radiotherapie alleine kann zwar die lokale Tumorprogredienz sowohl in der palliativen als auch adjuvanten Situation kontrollieren, führt jedoch nicht zur nachhaltigen signifikanten Überlebensverlängerung [18]. Mit regionaler Chemotherapie wurden sowohl in der palliativen als auch adjuvanten Situation gegenüber historischen Kontrollen in monozentrischen Studien signifikante Überlebensverlängerungen berichtet [13–15]. Dieser Anspruch muß jedoch noch in multizentrischen, prospektiv kontrollierten, randomisierten Studien belegt werden.

Eine in randomisierten Einzelstudien nachgewiesene signifikante Überlebensverlängerung erbringt höchstwahrscheinlich die Radiochemo-therapie bei inoperablen und operablen UICC-I-III-Patienten [7,8,11]. Obwohl diese Kombinationstherapie bei beiden Indikationen vielfach routinemäßig eingesetzt wird, bedarf es noch zum Beweis der Effektivität einer Resultatsbestätigung aus je einer zweiten kontrollierten Studie. Für die adjuvante Indikation werden diese Studien mutlizentrisch bereits durchgeführt (ESPAC-Studie: a) Radiotherapie + 5-FU versus b) Chemotherapie mit 5-FU + FS versus c) Radiotherapie + 5-FU + Chemotherapie mit 5-FU + FS versus d) Chirurgie allein (Randomisationszentrum s. unten) bzw. sind von der Rekrutierung her abgeschlossen (holländische Multizenter-Studie, Studienleitung: Prof. Dr. J. Jeekel, Rotterdam). Die vielversprechende Radiochemotherapie und die intraarterielle Chemotherapie sind durch das enge Fenster der jeweiligen zielgerichteten Therapiemodalität in ihrer Effektivität eingeschränkt. Bei Beachtung der Progressionsmuster liegt die Indikation zum kombinierten Einsatz der letztgenannten konservativen Therapiemodalitäten zusammen mit optimalen chirurgischen Techniken auf der Hand. Im Spontanverlauf weisen fortgeschrittene nichtresektable und resezierte Pankreaskarzinome eine Progression lokal, in der Leber und im Peritoneum, auf. Radiochemotherapierte Patienten können vom lokalen Tumorwachstum her, nicht jedoch seitens der hepatischen und peritonealen Progredienz, kontrolliert werden. Dagegen beeinflußt die regionale Chemotherapie zwar die hepatische, nicht jedoch hinreichend die lokoregionäre oder die peritoneale Progredienz bzw. Rezidivbildung. Wir haben daher damit begonnen, nichtresektable Patienten im Stadium UICC III im Rahmen einer multizentrischen Phase-I-/II-Studie kombiniert intraarteriell plus strahlentherapeutisch zu behandeln. Sollte diese Behandlungsmethode der intraarteriellen Infusion oder der Strahlentherapie plus systemischen Chemotherapie überlegen sein, wird die Erwartung überprüft, ob diese neue Kombination auch in der adjuvanten Indikation die derzeit bestmögliche Behandlungsform darstellt.

(Randomisationszentrum: Abteilung Chirurgie I, Universität Ulm, Tel. 0731-502-7211 oder Zentrale Tel. 0731-502-01)

Literatur

1 Gudjonsson B: Cancer of the pancreas: 50 years of surgery. Cancer 1987;60:2284–2303.

2 Beger HG, Büchler M, Friess H: Chirurgische Ergebnisse und Indikation zu adjuvanten Maßnahmen beim Pankreaskarzinom. Chirurg 1994;65: 246–252.

3 Nitecki SS, Sarr MG, Colby TV, van Heerden JA: Long-term survival after resection for ductal adenocarcinoma of the pancreas. Ann Surg 1995;221:59–66.

4 Gansauge S, Gansauge F, Beger HG: Molecular oncology in pancreatic cancer. J Mol Med 1996; 74:313–320.

5 Bernhard H, Jager-Arand K, Bernhard G, Heike M, Klein O, Riemann JF, Meyer zum Büschenfelde KH, Dippold W, Knuth A: Treatment of advanced pancreatic cancer with 5-fluorouracil, folinic acid and interferon alpha 2A: Results of a phase II trial. Br J Cancer 1995;71:102–105.

6 Smith FP, Hoth DF, Levin B, Karlin DA, MacDonald JS, Woolley PV, Schein PS: 5-FU, adriamycin and mitomycin C (FAM) chemotherapy for advanced carcinoma of the pancreas. Cancer 1980;46: 2014–2018.

7 Moertel CG, Frytag S, Hahn RG, and The Gastrointestinal Tumor Study Group: Therapy of locally unresectable pancreatic carcinoma: A randomized comparison of high dose (6000 rads) radiation alone, moderate dose radiation (4000 rads + 5-FU), and high dose radiation + 5-FU: Cancer 1981;48:1705–1712.

8 The Gastrointestinal Tumor Study Group: Further evidence of effective adjuvant combined radiation and chemotherapy following curative resection of pancreatic cancer. Cancer 1987;59:2006–2011.
9 Bruckner HW, Kalnicki S, Dalton J, Snady H, Schwartz GK, Chesser MR, Lehrer D, Mandeli J, Harpaz N, Janus C: Survival after combined modality therapy for pancreatic cancer. J Clin Gastroenterol 1993;16:199–203.
10 Bruckner HW, Kalnicki S, Dalton J, Schwartz GK, Chesser MR, Mandeli J, Janus C: Combined modality therapy increasing local control of pancreatic cancer. Cancer Invest 1993;11:241–246.
11 Moertel CG, Gunderson LL, Mailliard JA, McKenna PJ, Martenson JA, Burch PA, Cha SS: Early evaluation of combined fluorouracil and leucovorin as a radiation enhancer for locally unresectable, residual, or recurrent gastrointestinal carcinoma. J Clin Oncol 1994;12:21–27.
12 Garton GR, Gunderson LL, Nagorney DM, Donohue JH, Martin JK, McIlrath DC, Cha SS: High dose preoperative external beam and intraoperative irradiation for locally advanced pancreatic cancer. Int J Radiat Oncol Biol Phys 1993;27:1153–1157.
13 Gansauge F, Link KH, Rilinger N, Kunz R, Beger HG: Regionale Chemotherapie beim fortgeschrittenen Pankreaskarzinom. Med Klinik 1995;90:501–505.
14 Gansauge F, Link KH, Rilinger N, Kunz R, Beger HG: Adjuvante regionale Chemotherapie beim resezierten fortgeschrittenen Pankreaskarzinom: Chirurg 1996;67:362–365.
15 Ishikawa O, Ohigashi H, Sasaki Y, Furukawa H, Kabuto T, Kameyama M, Nakamori S, Hiratsuka M, Imaoka S: Liver perfusion chemotherapy via both the hepatic artery and portal vein to prevent hepatic metastasis after extended pancreatectomy for adenocarcinoma of the pancreas. Am J Surg 1994;168:361–364.
16 Foo ML, Gunderson LL, Nagorney DM, McLlrath DC, van Heerden JA, Robinow JS, Kvols LK, Garton GR, Martenson JA, Cha SS: Patterns of failure in grossly resected pancreatic ductal adenocarcinoma treated with adjuvant irradiation +/- 5-fluorouracil. Int J Radiat Oncol Biol Phys 1993;26:483–489.
17 Bakkevold KE, Arnesjö B, Dahl O, Kambestad B: Adjuvant combination therapy (AMF) following radical resection of carcinoma of the pancreas and papilla of Vater: results of a controlled, prospective randomised multicentre study. Eur J Cancer 1993;29:698–703.
18 Dobelbower RR, Konski AA, Merrick HW, Bronn DG: Intraoperative electron beam therapy for carcinoma of the exocrine pancreas. Int J Radiat Oncol Biol Phys 1991;20:113–119.